\\ 医療スタッフの //

カンタン実践！

英会話

Web動画＆音声付

監修のことば

　この度、佐々江龍一郎先生の編著による医療スタッフ向けの英会話教材が刊行されることになりました。佐々江先生が、ご勤務されているNTT東日本関東病院は2011年と早くから国際的な病院機能評価（JCI）に取り組んできた病院であり、また2016年からは外国人受入れについて国内の公的機関からもJMIPやJIHといった施設認定を受けてきました。

　佐々江先生は、英国で中等・高等教育を受けられて医師となり、家庭医として地域で総合的な医療に従事されてきました。その後、帰国されて2017年からNTT東日本関東病院で勤務され、2021年4月からは新設された国際診療科部長として幅広くご活躍されています。日々、多くの在留外国人や訪日外国人の対応にあたられています。英国で培われたリベラルアーツを基に、人間性豊かに多様な患者さんに接しておられ、患者さんだけでなく院内の他職種からも絶大な信頼を得ている臨床医であります。

　本書では、佐々江医師を慕って集まった林宏明先生と看護師資格をもち医療通訳・コーディネーターの光田菜々子さんも執筆に参加されました。このお二人はいずれも長い米国生活の経験とすばらしい臨床実績をおもちです。

　もとより、医療や看護で患者さんに医療サービスやケアを提供するには、医師・看護師・コメディカル・事務職員等の力が必須で、それもバラバラではなくチームを組んで一人の患者さんやそのご家族に向き合い、寄り添うことが何よりも大切です。

　本書で示された病院において英語でコミュニケーションをとる場面は、ほぼ網羅されていると思います。読者の皆さまが臨床の現場でお仕事をされている中、あるいは、医学生・看護学生等として実習をされている中、わからない英語表現を今日、明日の知識として活用できるものと思います。もちろん、コメディカルや事務職員の皆さんにも役立つ本であることは間違いありません。

　コミュニケーションに会話能力は欠かせないものですが、単に単語やフレーズといった言語情報を本の上で学ぶだけでなく、実際の会話の中でやりとりされる聴覚や視覚情報をWeb動画・音声で体感する過程も非常に有用と思われます。

　また、本書でも繰り返しアドバイスされていますが、相手に対する思いやりの一言は人間関係の上で欠かせないものです。

　本書の出版構想については2021年の晩秋にGakken編集者の黒田周作氏と協議をはじめ、ご多忙な佐々江先生を巻き込んで企画立案されました。この度、ようやく本書が出版されるにあたり、ご尽力いただいたGakkenの黒田周作氏には心よりの感謝を申し上げます。

2024年1月吉日

亀山周二
東京医療保健大学学長、NTT東日本関東病院顧問

Prologue はじめに

　本書の最大の魅力は、本当の意味での「生きた医療英語を学べること」だろう。

　執筆者である佐々江と林は、海外の大学医学部を卒業後、現地で実際に長く医療を経験した医師である。現在、東京のNTT東日本関東病院の国際診療科で外国人患者を多く診療している。こうした日本人でありながらも日本・海外と両方の教育と医療を経験した「バイリンガル医師」によって執筆された書籍はこれまでどこにもないであろう。

　例えば、英語問診においては患者が理解しにくい「医学用語」は可能な限り使用を避けるべきである。しかし、日本の多くの医療者は「英語でどこまでが医学用語であるか」を認識していないことが多く、本書を学ぶことにより改善が大いに期待できると思う（使用を避けるべき医学用語に関してはChapter 4を参照）。こうした英語問診技術を含め、実際に医療現場を経験したバイリンガル医師はどのように英語診療を行っているのか、教科書だけでは学べない深い英語をぜひ堪能していただければありがたい。

　また、生きた医療英語を「臓器や職種にかたよらず学べる」ことは本書のもう一つの特徴ともいえる。

　佐々江は英国ロンドンではGeneral Practitioner（家庭医）として働き、林は米国でHospitalist（米国では病院総合診療専門医）としての経験がある。これまでのジェネラリストとしての幅広い臨床経験をもとに、本書の執筆を行っている。もう一人の執筆者である光田も現在、同病院で医療通訳・外国人患者受入れ医療コーディネーターとして活躍しているが、幼少期を米国で過ごし、実際に日本で看護師も経験しているので、「看護や医療通訳・コーディネーターの立場」からも、さらに幅広い経験に基づいた医療英語を学べることも特徴だ。各章の後半には二次元コードを活用しながら実際にバイリンガル医療者と外国人患者によって作成された医療英語を「画像」で見ながら、「聞ける」ようになっている。

　本書の目標は、医療職種に関わらず、実際の医療現場で「最低限の英語対応」ができるようになること、そして既に英語が得意な医療者にも、さらに実際現場で使われている「生きた医療英語」を学んでいただくことである。本書は英語での患者対応に興味がある方から、海外留学や研修を目指している医療者、あるいは海外で既に臨床に従事している医療者まで、「幅広い医療者が活用」できる内容となっている。

　ぜひ本書を通してバイリンガル医師や看護師から「生きた医療英語」を学び、今後国内でも増えていく外国人患者に質の高い医療を提供できるようになっていただきたい。

2024年1月吉日

著者を代表して　佐々江龍一郎

監修

亀山周二　東京医療保健大学学長，NTT東日本関東病院 顧問

編集・著者

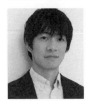

佐々江龍一郎　NTT東日本関東病院 国際診療科 部長、英国家庭医療専門医

12歳で渡英。2005年英国ノッティンガム大学医学部卒業後、2010年に王立英国家庭医療専門医の資格を取得。その後、約7年ロンドンの診療所で家庭医として活躍した。その後日本医師国家試験に合格し、2017年に日本に帰国。NTT東日本関東病院では国際診療科を立ち上げ、チームで院内の多くの外国人患者さんを日々診療している。東京医療保健大学臨床教授、東京都プライマリケア学会副理事、フォーミュラリー学会理事など、さまざまな分野でも活躍している。

著者

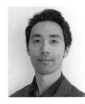

林　宏明　NTT東日本関東病院 国際診療科 医師、米国内科専門医

インターナショナルスクール卒業後に渡米。シカゴ大学を修了後、2013年にラッシュ大学で医学博士号を取得。その後、ラッシュ大学医療センターで内科のレジデントを修了し、5年間ホスピタリストとして勤務。16年間のシカゴ生活を経て、2021年に日本に帰国。現在、NTT東日本関東病院の国際診療科・総合診療科兼務で入院と外来患者の診療をしている。

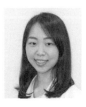

光田菜々子　NTT東日本関東病院国際診療科 医療通訳、看護師、保健師

米国ニューヨーク郊外で出生。2014年慶應義塾大学看護医療学部卒業後、同大学病院の内科、外科で5年勤務。現在、NTT東日本関東病院で、国際診療科の立ち上げ、外国人患者の通訳、コーディネーターとして活躍している。英検1級。医療通訳1級。

Contents 目次

　まず Chapter 1 では「職種を問わず活用できる基礎フレーズ」を学びましょう。そして Chapter 2 以降、各章の前半ではよく遭遇する医療現場を想定し、よく使われる必要な英単語やフレーズを学んでいただきます。各章の後半では実際にバイリンガル医療者の生の英語を「見て・聞きながら応用・活用」して学ぶ流れとなっています。

001　Chapter 1

職種を問わず活用できる基礎フレーズ
～あいさつから、声かけ、別れの言葉まで～

- 最初の「あいさつ」の言葉　2
- 「自己紹介」の言葉　2
  【名前の紹介】【職種の紹介】
  ▶医療職種の名称
- 「患者さんへの声かけ」の言葉　4
- 患者さんに何か「頼みたい」ときの言葉　4
  ▶患者さんに何か「頼みたい」ときの言葉の例
- 「あいづち」を打つときの言葉　5
- 「案内」をするときに活用できる言葉　5
- 「待ってほしい」ときに活用できる言葉　6
- 「謝る」ときに活用できる言葉　6
- 「感謝の気持ち」を伝えたいときの言葉　7
- 患者さんとの「別れ」の際の言葉　7

009　Chapter 2

受付・会計・患者登録時の情報収集
～院内での案内から入院の確認まで～

　　▶病院内の場所名　▶受付・会計でよく使う物品名
　　▶患者登録で必要な記入情報　▶各診療科の名称
英語診療の実践！　会話・フレーズから学ぶ　13
- 受付での基礎フレーズ　13
- 患者さんの日本語能力や通訳の有無の確認　14
- 会計での基礎フレーズ　14
- 受付での情報収集　15
- 診察券の作成　16
  【問診票が日本語のみの用意しかない場合】【患者さんが診察券を忘れてしまった場合】
- 健康保険証の確認　17
  【患者さんが健康保険証を持参した場合】【患者さんが海外の保険に加入している場合】

- 紹介状の確認とトイレの案内　18
- 患者さんを待合室まで案内　19
- 再診案内に必要なフレーズ集　20
- 診察後の説明フレーズ集　21
- 入院の説明フレーズ集　21

023　**Chapter 3**

待合室や入院時の簡単な問診
〜既往歴から宗教のことまで〜

- 既往歴の問診　24
  【「病気全般」について聞きたい場合】【「特定の疾患」について聞きたい場合】
  【「手術歴」を聞きたい場合】
- 家族歴の問診　25
  【「家族歴全般」について聞きたい場合】【「特定の疾患」について聞きたい場合】
  ▶メジャーな疾患の病名リスト
- アレルギー歴の問診　26
- 薬歴の問診　27
- 渡航歴の問診　27
- 宗教的な理解を深めるための問診　27
- 患者さんに共感する　28

英語診療の実践！　会話・フレーズから学ぶ　28
- 医療者が待合室でもできる簡単な英語問診　28
  【問診の開始と自己紹介】【薬歴の問診】【家族歴の問診】
  【渡航歴の問診】【宗教的な理解を深めるための問診と別れの言葉】
- 患者さんの体温チェック　30
- 順番を待っている患者さんへの対応　31

033　**Chapter 4**

医療者による詳細な診察・問診
〜さまざまな主訴や症状に対応〜

疼痛問診の基本を学ぶ　34
- 疼痛問診開始　34
- 疼痛の部位　35
  ▶身体部位のリスト集　▶臓器名リスト集
- 疼痛の質と量の評価　36
  ▶痛みの性状の表現集

- 疼痛の経過　37
  - ▶疼痛経過の表現リスト集
- 疼痛の増悪・緩和因子　38
  - ▶増悪・緩和因子の表現リスト集

臓器別問診の基本を学ぶ　38
  - ▶今すぐ活用できる臓器別問診フレーズ集

泌尿器科　39	呼吸器内科・外科　39	皮膚科　39	神経内科・外科　40
消化器内科・外科　40	循環器内科・外科　40	耳鼻科　41	眼科　41
整形外科　42	乳腺外科　42	産科　42	小児科　42	婦人科　43
精神科　45	他の症状のスクリーン/システマチックレビュー　45		

英語診療の実践！　会話・フレーズから学ぶ　45
- 腹痛患者さんの問診　45
  - ▶外国人患者さんに使用を避けるべき「消化器医学用語集」
- 他の消化器症状についての問診　47
- 発熱患者さんの問診　48
- 咳と咽頭痛患者さんの問診　50
  - ▶外国人患者さんに使用を避けるべき「呼吸器医学用語集」
- 胸痛患者さんの問診　51
  - ▶外国人患者さんに使用を避けるべき「循環器医学用語集」
- 頭痛患者さんの問診　53
  - ▶外国人患者さんに使用を避けるべき「神経内科医学用語集」
- 皮膚症状患者さんの問診　54
  - ▶皮疹の表現
- 目の充血・痛みがある患者さんの問診　56
- 外傷・骨折・打撲患者さんの問診　57
  - 【足首と腕のケガ】【手/手首のケガ】【頭部のケガ】
- しびれの症状についての問診　60
- 栄養と食事に関する評価　61
- 飲酒についての評価　61
- 喫煙についての評価　62
- 糖尿病患者さんの栄養評価　62
- インスリンを使用している患者さんの評価　63

065　Chapter 5

検査時の説明・問診
〜さまざまな検査に対応するためのフレーズ〜

- 患者さんの確認・了承を得る言葉　66
  - ▶他に確認・了承を得たい場合の例

- 患者さんに何か頼みたいときの言葉　67
  ▶患者さんに何か頼みたいときの言葉の例
- 身体に負担を与える検査前の確認の言葉　68
- 検査後のあいさつとお礼の言葉　68
  ▶検査名称リスト集

英語診療の実践!　会話・フレーズから学ぶ　69
- スワブによる検体採取　69
- 心電図検査　70
- 採血検査　71
- 胸部レントゲン検査　72
- 腹部エコー検査　73
- MRI検査の説明　74
- CT造影検査とその同意　76
- 呼吸機能検査の説明　78
- 採尿と尿検査の説明　78
- 上部内視鏡検査の説明　79

081　Chapter 6

薬や処置の説明
〜服薬指導から点滴や注射の説明まで〜

- 薬剤効果の説明　82
  ▶症状のリスト集　▶薬剤の剤形早見表
- 服薬の説明　83
  【服薬方法の説明】
  ▶服薬における回数の表現
  【頓服の指示】【点眼薬の指示】【吸入薬の指示】
  【皮膚外用薬の指示】【座薬の指示】
- 副作用の説明　85
  ▶点滴と注射の種類　▶医療手技の種類

英語診療の実践!　会話・フレーズから学ぶ　87
- 服薬の説明　87
  【服薬における事前説明】【頓服薬開始の説明】
- 筋肉注射　88
- 点滴開始　89
  【補液の説明】【抗菌薬点滴の説明】【輸血点滴の説明】
  【静脈栄養の説明】【点滴後の説明】

091　**Chapter 7**

診断と治療の説明
～外来診療で必要なフレーズ～

- 診断の説明開始　92
- 病因の説明　92
  - ▶因子のリスト集
- 診断の影響の説明　93
- 悪い知らせを告知するときのフレーズ　94
- 治療方針の説明　94
  - ▶治療名のリスト集
- 説明後の締めの言葉　96
- **英語診療の実践！　会話・フレーズから学ぶ　96**
- 腎盂腎炎の説明　96
- 肺がんの説明　98

101　**Chapter 8**

患者介助や援助
～医療者に必要な声かけから介助まで～

- 困っている患者さんへの声かけをしたいとき　102
- **英語診療の実践！　会話・フレーズから学ぶ　102**
- 感謝の気持ちを伝えたいとき　102
- 「どういたしまして」と伝えたいとき　103
- 食事介助　103
- ベッドからの移動介助　104
- トイレや入浴介助　104
- 車椅子からの患者移動　105
- 歩行介助　105

107　**Chapter 9**

入院時のケア
～入院中のあいさつ、状態確認、食事や嚥下評価、課題抽出まで～

- 医療者の回診時におけるあいさつ　108
- 患者さんの現在の課題を聞く　108
- 回診時における患者さんの状態の確認　108
  - ▶回診中に確認するべき症状リスト

● 患者さんが現在困っているか否かの確認　109
　▶病棟内の物品
英語診療の実践！　会話・フレーズから学ぶ　110
● 患者状態の確認の基礎フレーズ　110
● 術後患者さんの状態の確認　111
● 嚥下障害の評価　113
　▶食事形態の表現
● 食事評価　114

115　**Chapter 10**
退院患者さんのケア
〜確認事項や退院指示など〜

　▶退院時に必要な用語集
英語診療の実践！　会話・フレーズから学ぶ　117
● 退院時の確認事項　117
● 術後患者さんの退院前の指示　118

121　**Chapter 11**
救急患者さんへの対応
〜救急の一般的な質問から意識障害の患者さんの評価まで〜

● 外傷救急患者さんへの一般的な質問　122
● 意識障害の患者さんの評価　123
【開眼の評価】【運動反応の評価】【言語反応の評価】
　▶意識障害の患者さんの評価：GCS（グラスゴー・コーマ・スケール）
● トリアージで緊急性が高いと判断された患者さんへの言葉がけ　125
英語診療の実践！　会話・フレーズから学ぶ　125
● 頭部外傷の患者さんのトリアージ評価　125

カバーデザイン：NS Design
本文デザイン：スタジオマジック・イノベーションズ
本文イラスト：Zoi
撮影・収録：亀井宏昭写真事務所
撮影・収録協力：NTT東日本関東病院

Web動画＆音声の使い方

● 本書の内容で動画や音声データが収録されているものには、詳しくはこちら のアイコンを付けて示しました。
本文と併せて動画や音声を確認すれば理解度がさらにアップします！

● 動画や音声の再生には、トップメニューから動画や音声を選択する方法と、直接動画や音声を確認する方法の2つがあります。

動画や音声の再生方法

1 トップメニューから順番に動画や音声を確認

お使いのブラウザに、下記URLを入力するか、右の2次元バーコードを読み込むことで、メニュー画面に入ります。希望の動画や音声を選択し再生することも可能です。

https://gakken-mesh.jp/kantan-j-eikaiwa/

2 2次元バーコードから直接動画や音声を確認

本文に印刷された2次元バーコードを読み取ると、動画や音声の再生画面に直接ジャンプします。本文の解説と併せて動画や音声を確認できます。

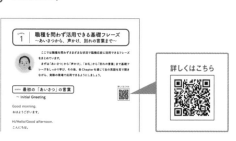

推奨閲覧環境

● パソコン（WindowsまたはMacintoshのいずれか）
● Android OS搭載のスマートフォン/タブレット端末
● iOS搭載のiPhone/iPadなど

- OSのバージョン、再生環境、通信回線の状況によっては、動画や音声が再生されないことがありますが、ご了承ください。
- 各種のパソコン・端末のOSやアプリの操作に関しては、弊社ではサポートいたしません。
- 通信費などは、ご自身でご負担ください。
- パソコンや端末の使用に関して何らかの損害が生じたとしても、弊社は責任を負わないものとします。各自の自己責任でご対処ください。
- 2次元バーコードリーダーの設定で、OSの標準ブラウザを選択することをお勧めします。
- 動画に関する著作権は、すべて株式会社Gakkenに帰属します。本動画や音声の内容の一部または全部を許可なく転載、改変、引用することを禁じます。
- 動画や音声は予告なく削除される可能性があります。

動画＆音声収録内容一覧（約80分）

Chapter 1
職種を問わず活用できる基礎フレーズ
〜あいさつから、声かけ、別れの言葉まで〜

scene 最初の「あいさつ」の言葉

scene 「自己紹介」の言葉

● 医療職種の名称

scene 「患者さんへの声かけ」の言葉

scene 患者さんに何か「頼みたい」ときの言葉

● 患者さんに何か「頼みたい」ときの言葉の例

scene 「あいづち」を打つときの言葉

scene 「案内」をするときに活用できる言葉

scene 「待ってほしい」ときに活用できる言葉

scene 「謝る」ときに活用できる言葉

scene 「感謝の気持ち」を伝えたいときの言葉

scene 患者さんとの「別れ」の際の言葉

Chapter 2
受付・会計・患者登録時の情報収集
〜院内での案内から入院の確認まで〜

● 病院内の場所名

● 受付・会計でよく使う物品名

● 患者登録で必要な記入情報

● 各診療科の名称

scene 受付での基礎フレーズ

scene 患者さんの日本語能力や通訳の有無の確認

scene 会計での基礎フレーズ

scene 受付での情報収集

scene 診察券の作成

scene 健康保険証の確認

scene 紹介状の確認とトイレの案内

scene 患者さんを待合室まで案内

scene 再診案内に必要なフレーズ集

scene 診察後の説明フレーズ集

scene 入院の説明フレーズ集

Chapter 3
待合室や入院時の簡単な問診
〜既往歴から宗教のことまで〜

scene 既往歴の問診

scene 家族歴の問診

● メジャーな疾患の病名リスト

scene アレルギー歴の問診

scene 薬歴の問診

scene 渡航歴の問診

scene 宗教的な理解を深めるための問診

scene 患者さんに共感する

scene 医療者が待合室でもできる簡単な英語問診

scene 患者さんの体温チェック

scene 順番を待っている患者さんへの対応

Chapter 4
医療者による詳細な診察・問診
〜さまざまな主訴や症状に対応〜

scene 疼痛問診開始

scene 疼痛の部位

● 身体部位のリスト集

● 臓器名リスト集

scene 疼痛の質と量の評価

● 痛みの性状の表現集

scene 疼痛の経過

● 疼痛経過の表現リスト集

scene 疼痛の増悪・緩和因子

● 増悪・緩和因子の表現リスト集

● 臓器別問診の基本を学ぶ

● 今すぐ活用できる臓器別問診フレーズ集

scene 腹痛患者さんの問診

● 外国人患者さんに使用を避けるべき「消化器医学用語集」

scene 他の消化器症状についての問診

scene 発熱患者さんの問診

scene 咳と咽頭痛患者さんの問診

● 外国人患者さんに使用を避けるべき「呼吸器医学用語集」

scene 胸痛患者さんの問診

● 外国人患者さんに使用を避けるべき「循環器医学用語集」

scene 頭痛患者さんの問診

● 外国人患者さんに使用を避けるべき「神経内科医学用語集」

scene 皮膚症状患者さんの問診

● 皮疹の表現

scene 目の充血・痛みがある患者さんの問診

scene 外傷・骨折・打撲患者さんの問診

scene しびれの症状についての問診

scene 栄養と食事に関する評価

scene 飲酒についての評価

scene 喫煙についての評価

scene 糖尿病患者さんの栄養評価

scene インスリンを使用している患者さんの評価

Chapter 5
検査時の説明・問診
〜さまざまな検査に対応するためのフレーズ〜
scene 患者さんの確認・了承を得る言葉
● 他に確認・了承を得たい場合の例
scene 患者さんに何か頼みたいときの言葉
● 患者さんに何か頼みたいときの言葉の例
scene 身体に負担を与える検査前の確認の言葉
scene 検査後のあいさつとお礼の言葉
● 検査名称リスト集
scene スワブによる検体採取
scene 心電図検査
scene 採血検査
scene 胸部レントゲン検査
scene 腹部エコー検査
scene MRI検査の説明
scene CT造影検査とその同意
scene 呼吸機能検査の説明
scene 採尿と尿検査の説明
scene 上部内視鏡検査の説明

Chapter 6
薬や処置の説明
〜服薬指導から点滴や注射の説明まで〜
scene 薬剤効果の説明
● 症状のリスト集
● 薬剤の剤形早見表
scene 服薬の説明
● 服薬における回数の表現
scene 副作用の説明
● 点滴と注射の種類
● 医療手技の種類
scene 服薬の説明
scene 筋肉注射
scene 点滴開始

Chapter 7
診断と治療の説明
〜外来診療で必要なフレーズ〜
scene 診断の説明開始
scene 病因の説明
● 因子のリスト集
scene 診断の影響の説明
scene 悪い知らせを告知するときのフレーズ
scene 治療方針の説明
● 治療名のリスト集
scene 説明後の締めの言葉

scene 腎盂腎炎の説明
scene 肺がんの説明

Chapter 8
患者介助や援助
〜医療者に必要な声かけから介助まで〜
scene 困っている患者さんへの声かけをしたいとき
scene 感謝の気持ちを伝えたいとき
scene 「どういたしまして」と伝えたいとき
scene 食事介助
scene ベッドからの移動介助
scene トイレや入浴介助
scene 車椅子からの患者移動
scene 歩行介助

Chapter 9
入院時のケア
〜入院中のあいさつ、状態確認、
　食事や嚥下評価、課題抽出まで〜
scene 医療者の回診時におけるあいさつ
scene 患者さんの現在の課題を聞く
scene 回診時における患者さんの状態の確認
● 回診中に確認するべき症状リスト
scene 患者さんが現在困っているか否かの確認
● 病棟内の物品
scene 患者状態の確認の基礎フレーズ
scene 術後患者さんの状態の確認
scene 嚥下障害の評価
● 食事形態の表現
scene 食事評価

Chapter 10
退院患者さんのケア
〜確認事項や退院指示など〜
● 退院時に必要な用語集
scene 退院時の確認事項
scene 術後患者さんの退院前の指示

Chapter 11
救急患者さんへの対応
〜救急の一般的な質問から意識障害の患者さんの
　評価まで〜
scene 外傷救急患者さんへの一般的な質問
scene 意識障害の患者さんの評価
scene トリアージで緊急性が高いと判断された患者さんへの言葉がけ
scene 頭部外傷の患者さんのトリアージ評価

職種を問わず活用できる基礎フレーズ

〜あいさつから、声かけ、別れの言葉まで〜

Chapter 1 | 職種を問わず活用できる基礎フレーズ
〜あいさつから、声かけ、別れの言葉まで〜

　　　ここでは職種を問わずさまざまな状況で臨機応変に活用できるフレーズをまとめています。

　　　まずは「あいさつ」から「声かけ」、「お礼」から「別れの言葉」まで基礎フレーズをしっかり学び、その後、各 Chapter を通じて生の英語を耳で聞きながら、実際の現場で応用できるようにしましょう。

---

scene 最初の「あいさつ」の言葉

〜 Initial Greeting

詳しくはこちら

Good morning.
おはようございます。

Hi/Hello/Good afternoon.
こんにちは。

Hi, how are you today? How is it going?*
こんにちは、お元気ですか？　調子はどうですか？

One point | ＊カジュアルに相手の気持ちをまず聞くようにすると、患者さんもリラックスしながら受診できるでしょう。また英語圏では笑顔でフレンドリーなあいさつが気に入られることが多いです。

---

scene 「自己紹介」の言葉

〜 Introducing Yourself

詳しくはこちら

名前の紹介

My name is（名前）.
（名前）と申します。

職種の紹介

I am a（職種*）in this hospital.

私はこの病院の（職種*）です。

*職種は下記の「医療職種の名称」を参照

詳しくはこちら

医療職種の名称

医師	doctor
研修医	medical resident/intern
薬剤師	pharmacist
看護師	nurse
看護助手	nursing assistant
助産師	midwife
臨床検査技師	laboratory technician
超音波検査技師	ultrasonographer
放射線技師	radiographer
理学療法士	physiotherapist/physical therapist（PT）
作業療法士	occupational therapist（OT）
言語聴覚療法士	speech therapist（ST）
栄養士	nutritionist/dietician
ソーシャルワーカー	social worker
受付スタッフ	reception staff
保健師	public health nurse
救急救命士	paramedic/EMT
医療通訳	medical interpreter
医師事務作業補助者	medical assistant

詳しくはこちら

scene 「患者さんへの声かけ」の言葉

〜 Greeting Patients

「どうされましたか」といった言い回しは、下記のように多彩なフレーズで言い回しが可能です。また問診の開始時にも下記のフレーズの応用が可能であることも覚えておきましょう。

How may I help you today?
今日はどうされましたか？

What can I do for you?
どうされましたか？

How can I assist you today?
今日はどうされましたか？

詳しくはこちら

scene 患者さんに何か「頼みたい」ときの言葉*

〜 Asking Patients for Favours

Could you kindly … for us?
…をしていただけますか？

Would you like to…?
…したいですか？

Would you be able to …?
…していただけませんか？

Do you mind if you could…for us?
…してもらえませんか？

＊Chapter 5の「患者さんに何か頼みたいときの言葉」も参照（p.67）

　下記の言葉の例を前記のフレーズにはめ込んでいただき、さまざまな場面で応用するとよいでしょう。

詳しくはこちら

\ 患者さんに何か「頼みたい」ときの言葉の例 /

このフォームを記入	fill in this form
この検体をラボに持って行って	take this sample/specimen to the lab
3番の受付に行って	go to the desk number 3
あちらの会計でお支払い	pay at the accounting desk over there
このベッドで横になって	lie down on the bed
両手をあげて	raise your arms
ここで待って	wait here

詳しくはこちら

scene 「あいづち」を打つときの言葉

〜 Verbal Affirmations

なるほど	I see
はい	Yes
ええ	OK
了解です/わかりました	Sure

詳しくはこちら

scene 「案内」をするときに活用できる言葉

〜 Giving Directions to Patients

Please take a seat here.

ここにおかけください。

Please go to the（場所*）.

（場所*）に行ってください。

（場所*）is located at the second floor of this hospital.

（場所*）は病院の2階にあります。**

（場所*）is just over there.

（場所*）はすぐそちらにあります。

* Chapter 2の「病院内の場所名」を参照（p.10）

One point | **アメリカ英語では日本と同じように1階が "first floor"（1F）、2階が "second floor"（2F）と
数えます。イギリス英語では1階が "ground floor"（GF）、2階が "first floor"（1F）と1階
ずつずれます。地下はアメリカもイギリスも同じように数えます。地下1階が "first basement"
（B1）、地下2階が "second basement"（B2）です。

scene 「待ってほしい」ときに活用できる言葉
～ Asking Patients to Wait For You

詳しくはこちら

Please wait here.

ここで待っていてください。

Could you wait here for us?

ここで待っていただけますでしょうか？

Would you mind waiting here for us?

ここで待っていただいてもよろしいでしょうか？

scene 「謝る」ときに活用できる言葉
～ Apologising to Patients

詳しくはこちら

My apologies.

申し訳ありません。

I am very sorry.

本当にすみません。

I am so sorry to hear that.

それは大変でしたね。

I am sorry if I mispronounce your name.*
名前の発音が間違っていたらごめんなさい。

One point | ＊発音に自信がない場合は、上記のように前置きして相手の名前を言うとよいでしょう。

scene 「感謝の気持ち」を伝えたいときの言葉*
〜 Words of Appreciation

詳しくはこちら

Thank you very much.
どうもありがとうございます。

I really appreciate your help.
お手伝いいただきありがとうございます。

Thank you for your time.
お時間をいただきありがとうございます。

＊「どういたしまして」と伝えたいときは、Chapter 8を参照 (p.103)

scene 患者さんとの 「別れ」 の際の言葉
〜 Farewell Greeting

詳しくはこちら

I hope you have a wonderful day.
良い一日をお過ごしください。

Please take care.
お大事に。

Thank you for coming to our hospital/clinic.
ご来院いただきありがとうございます。

It has been a pleasure assisting you today.
今日はお手伝いができてうれしかったです。

Memo

受付・会計・患者登録時の情報収集

～院内での案内から入院の確認まで～

Chapter 2 — 受付・会計・患者登録時の情報収集
～院内での案内から入院の確認まで～

　医療施設の総合受付は医療機関にとっての「顔」であり、外国人患者さんへの姿勢が問われる重要な場所です。受付や会計で英語対応がどれだけ円滑に行えるかは、現場の受付スタッフや医療者がどれだけ定型化した英語でのフレーズを活用できるかにかかっています。ここではまず受付周りでよく使用する場所・物品・必要情報などを学び、その後、受付や会計時から入院の確認まで何度も活用できるフレーズや会話例をまとめました。

詳しくはこちら

\病院内の場所名/

総合案内	information desk
外来	outpatient service
病棟	ward
受付	reception desk
（再来）受付機	check-in machine（for return visits）
入退院支援センター	admission discharge support center
薬局	pharmacy
会計窓口	accounting desk/cashier
レントゲン/CT/MRI/エコー/心電図	X-ray/CT/MRI/Ultrasound/ECG department
救急外来	Emergency Room（ER）*/ Accident and Emergency（A & E）
人間ドックセンター・健康診断センター	Health Check Department
リハビリテーションセンター	Rehabilitation Center
手術室	Operating Room（OR）**/Theatre
カテーテル室	Catheter Labs
採血室	Phlebotomy Services/Blood Collection Room
内視鏡室	Endoscopy Suite
輸血室	Blood Transfusion Unit***
透析室	Dialysis Unit
トイレ	restroom/toilet****

One point

＊アメリカ英語では "Emergency Room（ER）"、イギリス英語では "Accident and Emergency（A & E）" と表現します。

＊＊アメリカ英語では "Operating Room（OR）"、イギリス英語では "Theatre" と表現します。

＊＊＊アメリカ英語では "Blood Bank" とも表現されます。

＊＊＊＊アメリカ英語では "restroom"、"bathroom"、"ladie's/men's room"（女性 / 男性トイレ）等ですが、イギリス英語では "toilet"、"loo" 等と表現します。

詳しくはこちら

受付・会計でよく使う物品名

患者問診票	patient medical questionnaire
（日本の）健康保険証	(Japanese) health insurance card
マイナンバーカード	My Number Card/Individual Number Card
身分証	identification/ID card
診察券	hospital card
紹介状	referral letter
同意書	consent form
病院包括同意書	hospital general consent form
受診票	check-in sheet
処方箋	prescription
海外保険	international insurance
旅行保険	travel insurance
病院案内図	hospital map
請求書	invoice/bill
領収書	receipt
診療明細書	detailed statement of medical care/itemized medical bill
診断書	medical report
退院サマリー	discharge summary

詳しくはこちら

＼ 患者登録で必要な記入情報 ／

名前	name
生年月日	date of birth
性別	sex/gender
住所	address
電話番号	phone number
緊急連絡先	emergency contacts
患者ID番号	patient ID number
近親者	next of kin
主訴	presenting symptoms/chief complaint

詳しくはこちら

＼ 各診療科の名称* ／

内科	Internal Medicine
消化器内科	Gastroenterology
神経内科	Neurology
循環器内科	Cardiology
呼吸器内科	Respiratory Medicine/Pulmonology
腎臓内科	Nephrology
糖尿病・内分泌科	Diabetes and Endocrinology
総合内科	General Medicine
血液内科	Hematology
リウマチ科	Rheumatology
眼科	Ophthalmology
皮膚科	Dermatology
耳鼻科	ENT（ear, nose and throat）
外科	General Surgery
救急外来	Accident & Emergency/Emergency Room（A & E/ER）
整形外科	Orthopedics
口腔外科	Maxillofacial Surgery
形成外科	Plastic Surgery

各診療科の名称　つづき

消化器外科	Gastrointestinal Surgery
脳神経外科	Neurosurgery
心臓血管外科	Cardiovascular Surgery
呼吸器外科	Respiratory Surgery
泌尿器科	Urology
産婦人科	Obstetrics and Gynecology (OB/GYN)
小児科	Pediatrics
リハビリ科	Rehabilitation
麻酔科	Anesthesiology
病理診断科	Diagnostic Pathology

One point　＊「今日はどの科にかかりたいですか?」と聞きたい場合は
"Which department would you like to consult today?"と聞くとよいでしょう。

英語診療の実践!　会話・フレーズから学ぶ

scene 受付での基礎フレーズ
〜 Basic Phrases at Reception Desk

詳しくはこちら

Good morning. Thank you for coming to our hospital.
おはようございます。ご来院いただきありがとうございます。

Have you been to our hospital before?
これまで当院にご来院されたことはありますか?

May I see your hospital card and Japanese health insurance card/My Number Card?＊
診察券と日本の健康保険証/マイナンバーカードをお見せいただけますか?

Could you kindly fill in this medical questionnaire for us?
こちらの問診票にご記入いただけますか?

Please hand it to us when it is completed.
書き終わりましたらご提出ください。

Please take a seat.
どうぞおかけください。

scene 患者さんの日本語能力や通訳の有無の確認
～ Assessing the Patient's Ability to Speak Japanese

詳しくはこちら

Do you speak Japanese?
日本語は話せますか？

Is there anyone close by who can speak Japanese, such as your friends or family members?*
ご友人やご家族など日本語を話せる方は身近にいますか？

Could you ask your friend or family member to translate for you via phone?*
ご友人またはご家族に電話を介して通訳をお願いすることはできますか？

scene 会計での基礎フレーズ
～ Useful Basic Phrases at Accounting Desk

The accounting desk will call your name once the bill is ready.
お会計が準備できましたら会計窓口からお名前をお呼びします。

Your bill is 3000 yen. Would you like to pay by credit card or cash?
お会計は3千円になります。お支払いはクレジットカードか現金、どちらにされますか？

Thank you very much. Please take care. I hope you have a wonderful day.*
ありがとうございます。どうぞお大事に。良い一日をお過ごしください。

One point | *上記のようなフレーズに加えて「笑顔でフレンドリーな対応」は、欧米の方には特に好印象を与えることが多いことも覚えておきましょう。

scene 受付での情報収集

～ Collecting Information at Reception Desk

詳しくはこちら

看護師： Hello. How may I help you today?
こんにちは。今日はどうされましたか？

患者さん： I have a stomachache and a slight fever.*
腹痛と少し熱もあります。

看護師： I see…. Could you describe the pain for me?
なるほど…。どのような痛みですか？

患者さん： It's a dull persistent pain.
鈍い痛みが継続しています。

看護師： OK. May I book an appointment with a doctor?
わかりました。では、医師の予約をお取りしましょうか？

患者さん： Yes, please.
はい、お願いします。

看護師： Is it your first time to come to this hospital?
この病院は初めてですか？

患者さん： Yes, it is.
はい、そうです。

One point | *患者さんは発熱を "fever" 以外に "I have a temperature." と表現することもあります。
"pain" は他にも "sore"、"ache" などと多彩な表現をすることがあります。

scene 診察券の作成
～ Making Hospital Cards

看護師： We would like to issue you a hospital card. Could you kindly fill in this form for us? We would like information such as your address and phone number.

診察券をお作りします。こちらの用紙にご記入いただけますか？　住所や電話番号などの情報が必要です。

患者さん： Sure. Oh, I can't read Japanese. Do you have the form in English?

わかりました。あ、日本語が読めないのです。英語の用紙はありますか？

看護師： My apologies. We do have a form in English here.

失礼いたしました。こちらが英語版です。

患者さん： Thank you. You have been really helpful.

ありがとうございます。とても助かります。

問診票が日本語のみの用意しかない場合

看護師： I'm very sorry. We only have the form in Japanese but I am happy to take you through the form in English if you like.

申し訳ございません。日本語の用紙のみの用意となりますが、もしよろしければ英語で説明をいたしますよ。

患者さんが診察券を忘れてしまった場合

看護師： Do you have your hospital card with you today?

今日は診察券をお持ちですか？

患者さん： Oh dear, sorry. I left the card at home today!

ええっと、すみません。今日は診察券を自宅に忘れてしまいました！

看護師：No problem. May I have your name and date of birth?*

大丈夫です。それでは、お名前と生年月日をお教えくださいますか？

患者さん：Sure. My name is Kate Jensen and the date of birth is February 22, 1989.

はい。名前はケイト ジェンセンです、生年月日は1989年2月22日です。

看護師：Thank you. Is it Ms.Jensen, with the date of birth on February 22, 1989, correct?**

ありがとうございます。ジェンセンさん、生年月日は1989年2月22日でよろしいでしょうか？

患者さん：Yes, that's right, thank you.

はい、そうです、ありがとうございます。

One point | * "May I have your name and date of birth?"
"Could you tell me your name and date of birth?" などは患者確認のための氏名と生年月日を尋ねる際によく使う表現です。覚えておきましょう。

** 相手の女性が結婚していることがわかっている場合は "Mrs."（ミセス）も使えますが、"Ms."（ミズ）は未婚、既婚に関係なく使える便利な敬称です。

scene 健康保険証の確認
～ Checking Patient's Health Insurance Card

患者さんが健康保険証を持参した場合

看護師：Good morning. Do you have your Japanese health insurance card/My Number Card today?

おはようございます。今日、日本の健康保険証/マイナンバーカードをお持ちですか？

患者さん：Yes, I do.

はい、持っています。

看護師：Thank you. Please wait while I take a look at your card.

ありがとうございます。確認いたしますので、少々お待ちください。

看護師：May I see your Japanese health insurance card/My Number Card?

日本の健康保険証／マイナンバーカードを見せていただけますか？

患者さん：Actually, I have international insurance. Can I use it?

海外の保険に加入していますが、使えますか？

看護師：Yes, you can, but you will need to pay the full medical cost at our hospital first and claim back the cost from your insurance company yourself at a later date.

はい、使えます。ただ、まず当院で全額をお支払いいただいて、後日ご自身で保険会社に請求していただく必要があります。

患者さん：I see. That's fine.

なるほど。それで大丈夫です。

看護師：OK, would you be able to fill in this medical questionnaire for us?

それでは、この問診票に記入していただけますか？

患者さん：Sure.

わかりました。

scene 紹介状の確認とトイレの案内
～ Checking Referral Letters and Guiding Patient to Toilet

詳しくはこちら

看護師：Hello. Do you have a referral letter with you today?

こんにちは。本日紹介状はお持ちでしょうか？

患者さん：Yes, I do have a referral letter for the internal medicine department. Is this the right reception desk?

はい、内科への紹介状を持っています。こちらの受付で合っていますか？

看護師：Yes. Would you like to have an appointment with a doctor today?

はい。今日、医師との診察をご希望ですか？

患者さん：Yes.

はい。

看護師：Okay. I booked an appointment for you at 10:30 am. Could you wait here for a while until your name is called?

わかりました。午前10時半に診察の予約をしました。お名前が呼ばれるまで、こちらでしばらくお待ちください。

患者さん：Yes, that is fine. May I ask where the bathroom is?

わかりました。トイレはどちらにありますか？

看護師：Please turn right at the corner, then you will see the sign for the bathroom on your left. Are you OK to go by yourself?

この角を右に曲がったら左手にトイレの案内板が見えます。お一人で大丈夫ですか？

患者さん：Thank you. I think I'll be okay.

ありがとうございます。大丈夫だと思います。

---

scene 患者さんを待合室まで案内
～ Giving Patient Directions to the Waiting Room

詳しくはこちら

患者さん：Where is the internal medicine outpatient department?

内科外来はどこですか？

看護師：If you go straight here, there is the internal medicine outpatient reception, on the second corner of this hallway.

この廊下をまっすぐ進むと、2つ目の角のところに、内科外来の受付がございます。

患者さん：I see. Is there a map available in English?

わかりました。英語の案内図はありますか？

看護師： No, but there is a sign on your right side with the number 2 on it, so you should be able to find it right away. If you need any help, please feel free to ask any of the staff around you.

いいえ、でも右手に2と表示の案内板があるのですぐにわかるかと思います。案内が必要でしたらお近くのスタッフにお尋ねください。

患者さん： Thank you. I will try to find it.

ありがとうございます。探してみます。

scene 再診案内に必要なフレーズ集

～ Guiding a Patient For a Follow-up Appointment

詳しくはこちら

看護師： Hello. How may I help you today?

こんにちは。本日はどうされましたか?

患者さん： I came back for my follow-up consultation with my gastroenterologist.

消化器内科での再診のために来ました。

看護師：① OK. May I have a look at your hospital card?

わかりました。診察券を見せていただけますか?

② Please go to the reception desk for the gastroenterology department.

消化器内科の受付に行ってください。

Do you know where the gastroenterology department is?

消化器内科の場所はわかりますか?

③ The check-in machine for the follow-up consultation is over there.

再来の受付機があちらにございます。

If you would like to know how to use the machine or if you have any other questions, please let us know.

受付機の使い方や他に何かご質問があればお声がけください。

詳しくはこちら

scene 診察後の説明フレーズ集

～ Guiding a Patient After the Consultation

This is your hospital card. Please make sure to bring the card to your next follow-up appointment.

これがあなたの診察券です。次の再診予約のときに必ず診察券を持参するようにしてください。

Please go to the accounting desk located near the main entrance to make your payment.

正面玄関の近くにある会計窓口に行って会計をお願いします。

Please go to a pharmacy outside of our hospital to pick up your medications.

病院外の薬局に行って薬を受け取ってください。

Please take this referral letter to your specialist.

この紹介状を専門医へ持っていってください。

詳しくはこちら

scene 入院の説明フレーズ集

～ Admitting a Patient to the Hospital

We would like to admit you to our hospital today for the treatment of your（診断名*）. Is this OK?

今日は（診断名*）の治療のために入院をしていただきたいと思いますが、よろしいでしょうか?

We would like to admit you today for an operation. Is this OK?

手術のために本日入院をしていただきたいと思いますが、よろしいでしょうか?

＊診断名についてはChapter 3の「メジャーな疾患の病名リスト」を参照（p.25）

Memo

待合室や入院時の
簡単な問診

～既往歴から宗教のことまで～

Chapter 3 待合室や入院時の簡単な問診
～既往歴から宗教のことまで～

　　外来待合室での外国人対応は看護師・医師だけでなく、患者さんとかかわるすべてのスタッフに求められます。その際に簡単な声かけや問診、バイタルチェックなどが頻繁に必要となります。ここでは「簡単な問診」など基礎的なフレーズをまずは学び、後に実際に待合室で日常的に起こりうるシナリオを「生で聞きながら」学びます。

scene 既往歴の問診

～ Past Medical History

詳しくはこちら

「病気全般」について聞きたい場合

Do you have any medical problems?
何か気になる健康問題はありますか？

Have you ever had any serious illness?
何か重篤な病気にかかったことはありますか？

Any other medical problems?
他に何か気になる健康問題はありますか？

「特定の疾患」について聞きたい場合

What about（病名*）?
（病名*）はどうでしょうか？

＊病名は次ページの「メジャーな疾患の病名リスト」を参照

「手術歴」を聞きたい場合

Have you had any major surgeries in the past?
過去に大きな手術を受けたことはありますか？

scene 家族歴の問診

~ Family History

詳しくはこちら

「家族歴全般」について聞きたい場合

Is there anyone in the family who has had major illnesses?
これまでご家族に大きな病気をされた方はいらっしゃいますか？

How about any other family members?
他のご家族の方はいかがでしょうか？

「特定の疾患」について聞きたい場合

What about（病名*）？
（病名*）はどうでしょうか？

*病名は下記の「メジャーな疾患の病名リスト」を参照

詳しくはこちら

＼メジャーな疾患の病名リスト／

風邪	cold（upper respiratory infection）*
肺炎	chest infection（pneumonia）*
脳梗塞	stroke（cerebral infarction）*
脳出血	cerebral hemorrhage
心筋梗塞	heart attack（myocardial infarction）*
不整脈	irregular heart beat（arrythmia）*
がん	cancer
高血圧	high blood pressure（hypertension）*
高コレステロール（高脂血症）	high cholesterol（hyperlipidemia）*
糖尿病	diabetes
喘息	asthma
てんかん	epilepsy
慢性閉塞性肺疾患	COPD（chronic bronchitis**）
認知症	dementia

肺塞栓 / 下肢静脈血栓	blood clot in the lung/legs（PE/DVT）
慢性腎不全	chronic kidney disease（CKD）
腎結石	kidney stone
尿路感染	urinary tract infection（UTI）
虫垂炎	appendicitis
憩室炎	diverticulitis
胃潰瘍	gastric ulcer
甲状腺機能低下症	hypothyroid
甲状腺機能亢進症	hyperthyroid
関節炎	arthritis
結核	tuberculosis
骨折	fracture
脱臼	dislocation
外傷	trauma

One point

＊ "upper respiratory infection"、"pneumonia"、"cerebral infarction"、"myocardial infarction"、 "arrythmia"、"hypertension"、"hyperlipidemia"、"PE/DVT" などは全て「医学用語」であり、患者さんへの直接の使用はできるだけ避けるとよいでしょう。

＊＊ COPD は医学用語としては "chronic obstructive pulmonary disease" の略として表現されます。

scene アレルギー歴の問診

～ Allergy History

詳しくはこちら

Do you have any allergies to medication?
薬に対するアレルギーはありますか？

Are you allergic to any medication?
薬に対するアレルギーはありますか？

scene 薬歴の問診
〜 Medication History

詳しくはこちら

Are you taking any regular medications?
現在定期的に服用しているお薬はありますか？

What medications are you on at the moment?
現在服用しているお薬はありますか？

Could you tell me what happened when you had the allergic reaction?
アレルギー反応を起こしたときのことを教えていただけますか？

scene 渡航歴の問診
〜 Travel History

詳しくはこちら

Have you travelled abroad in the last 3 months outside of Japan?
過去3か月以内に海外渡航しましたか？

Could you tell us where you have travelled to in the last 6 months?
過去6か月の渡航先を教えていただけますか？

scene 宗教的な理解を深めるための問診
〜 Understanding Religious Needs

詳しくはこちら

Do you have any religious requirements that we should be aware of?
私たちが宗教上、気を付けるべきことはありますか？

Do you have any food restrictions that we should be aware of?
私たちが気を付けるべき食事制限はありますか？

scene 患者さんに共感する

～ Empathizing With Patients

I am sorry to hear that.
それは大変でしたね。

It must have been really hard for you.
それは本当に大変でしたね。

I totally understand how you might feel.
お気持ちはよくわかります。

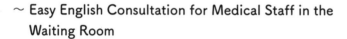

英語診療の実践！ 会話・フレーズから学ぶ

scene 医療者が待合室でもできる簡単な英語問診

～ Easy English Consultation for Medical Staff in the Waiting Room

問診の開始と自己紹介

看護師：Hello, my name is Teruko Higashi. I'm a nurse. I would like to start off by asking some basic questions about you. Is this OK?
こんにちは、ヒガシテルコと申します。看護師です。まず簡単な問診をさせていただきます。よろしいでしょうか？

患者さん：Yes, of course.
はい、もちろんです。

看護師：What brought you here today?
今日はどうされましたか？

患者さん：I have had pain in my right knee for about a year.
1年ほど前から右膝の痛みがあります。

薬歴の問診

看護師： I see. Are you taking any regular medications?

わかりました。現在定期的に服用しているお薬はありますか？

患者さん： No, I'm not.

いいえ、ありません。

看護師： Ok. Do you have any allergies?

わかりました。アレルギーはありますか？

患者さん： I am allergic to penicillin.

ペニシリンアレルギーがあります。

家族歴の問診

看護師： Thank you. I'd like to ask about your family members. Is there anyone in the family who has had major illnesses?[*]

ありがとうございます。次に、ご家族についてお聞かせください。これまで大きな病気をされた方はいらっしゃいますか？

患者さん： My grandfather died of lung cancer.

祖父が肺がんで亡くなりました。

看護師： I'm sorry to hear that.[**] How about your other family members?

それは大変でしたね。他のご家族の方はいかがでしょうか？

患者さん： As far as I know there is no other major illnesses in my family.

知っている限りでは、家族の中で他に大きな病気はありません。

One point | [*]適宜前記の「『特定の疾患』について聞きたい場合」(p.25)を参考にしながら"what about（病名)?"とたずね、重要な情報の漏れがないように気を付けましょう。

[**]このように随所で「共感」してあげると患者さんの印象がグッとあがります。

看護師： Have you travelled abroad in the last 6 months outside of Japan?

過去半年間に海外渡航されましたか？

患者さん： I travelled back to my home country 5 years ago but I have not travelled anywhere in the last 6 months.

5年前に一度母国に帰りましたが、この半年以内はどこにも行っていません。

看護師： If you don't mind me asking, do you have any religious requirements that we should be aware of?

差し支えなければ、私たちが宗教上、気を付けるべきことはありますか？

患者さん： No, nothing in particular.

いいえ、特にありません。

看護師： Thank you for taking the time to answer the questions. We are now finished with all the required documents for now.

質問にお答えいただき、ありがとうございます。これで今のところ必要な書類は全部終わりました。

scene 患者さんの体温チェック
〜 Checking Patient's Temperature

詳しくはこちら

看護師： Have you checked your temperature today?

本日、熱は測られましたか？

患者さん： I took my temperature this morning right after I woke up and I did not have a fever then. But I feel like I have a slight fever right now.

朝起きてすぐに測りましたが、熱はありませんでした。でも、今は少し熱があると思います。

看護師：I see. Let's check your temperature again. Could you put this thermometer under your armpit and when you are finished, please hand it back to the reception.

わかりました。もう一度測ってみましょう。この体温計を脇の下にはさんで測っていただけますか、測り終わったら受付へご返却ください。

患者さん：I have finished taking my temperature.

測り終えました。

看護師：Thank you. It's 37.2 degrees Celsius.* It looks like you have a slight fever.

ありがとうございます。37.2℃ですね。微熱があるようです。

One point ｜ ＊アメリカなどでは日本のように "Celsius"（℃：摂氏温度）ではなく "Fahrenheit"（℉：華氏温度）で表現されることが多いので注意してください。目安としては100℉は約37.8℃と覚えましょう。
変換式　℃＝（℉－32）× 5/9

scene 順番を待っている患者さんへの対応
～ Addressing Patients Waiting For an Appointment

詳しくはこちら

患者さん：Has my name been called yet? I just went to the bathroom, so I may have missed my turn.

私の名前はすでに呼ばれましたか？　トイレに行っていたので、順番を逃したかもしれないのですが。

看護師：May I have your name? Or could you tell me the number written on your paper?

お名前をお伺いできますか？　またはお持ちの用紙に書かれた番号をお知らせいただけますか？

患者さん：Oh, I cannot find the paper. Perhaps I have left it somewhere. My name is Kate Jensen.

あれ、用紙が見当たらないです。どこかに置き忘れてしまったかもしれないです。ケイト ジェンセンです。

看護師： Thank you. Your name hasn't been called yet.

ありがとうございます。まだ、お名前は呼ばれておりません。

患者さん： OK. How much longer do I need to wait?

わかりました。あとどのくらい待ちますか？

看護師： I am sorry. Today is a little busy, so you'll need to wait for a little longer. Would that be OK?

すみません。今日は少し混んでいるため、もう少しお待ちいただくかと思います。よろしいですか？

患者さん： My stomach ache is getting slightly worse, so I was a bit concerned.

少しお腹の痛みが強くなってきたので、心配になりました。

看護師： I am sorry to hear that.* If you feel unwell or cannot stand the pain, please let the staff know ASAP.**

辛いですよね。お待ちいただいている間に気分が悪くなったり、痛みが我慢できなくなったりした際にはすぐに近くのスタッフにお声がけくださいね。

患者さん： OK. Thank you.

わかりました。ありがとうございます。

One point | ＊このフレーズは患者さんの「不安、怒りを受領する」フレーズであり、患者さんに寄り添うために効果的ですので覚えておきましょう。

＊＊ASAP は "as soon as possible" の略です。日常会話では "ASAP"（エーエスエーピーやエイサップ）と言うことが多々あります。

医療者による詳細な
診察・問診

〜さまざまな主訴や症状に対応〜

医療者による詳細な診察・問診
～さまざまな主訴や症状に対応～

　ここでは看護師や医師が外来で「最低限必要とされる英語問診フレーズ」を詳細かつコンパクトにまとめました。実際の現場ではここにまとめたフレーズを組み合わせて、構成していくことが多いです。

　特に患者さんの主訴には「疼痛」の頻度が圧倒的に高いため、まずはこの問診技術を下記「疼痛問診の基本を学ぼう」を読み、マスターしましょう。

　その他の多岐にわたる主訴に対応できるよう、臓器別での英語問診フレーズを「今すぐ活用できる臓器別問診フレーズ集」にまとめたのでぜひ参考にしてください。

疼痛問診の基本を学ぶ

scene 疼痛問診開始
～ Initiating Pain History Taking

詳しくはこちら

Tell me about your pain.*
あなたの痛みについて教えてください。

Could you tell me more about your pain?
あなたの痛みについてもっと詳しく教えていただけますか?

One point | * "Tell me about your（主訴）."と主訴に関してオープン形式で聞くと効率よく情報収集ができます。さまざまな主訴に応用できるフレーズなので覚えておきましょう。
主訴の例：pain、headache、joint pain、weakness、fatigue、swellingなど。

詳しくはこちら

scene 疼痛の部位

～ Location of the Pain

Could you point to me where your pain is?

どこが痛いのか指で差してもらえますか？

Does your pain go anywhere else?

Does the pain move anywhere?

痛みは別の部位に移りますか？

詳しくはこちら

＼身体部位のリスト集／

頭部	head	背中（腰も含む）	back
顎	jaw	腰	lower back
耳	ear	臀部	buttock
鼻	nose	股関節	hip joint
口	mouth	陰部	groin
舌	tongue	ふくらはぎ	calf
首、頸部	neck	大腿	thigh
胸部	chest	膝関節	knee joint
皮膚	skin	足首	ankle
手首	wrist	足（足首から先）／両足	foot/feet
手掌	hand	足指	toe
肘	elbow	筋肉	muscle
指	finger*	骨	bone
下肢／上肢	leg/arm	肩	shoulder

One point ＊指の名前は患者さんもよく使用するため、細かいですが覚えておきましょう。
親指：first finger/thumb、人差し指：second finger/Index finger、中指：third finger/ middle finger、薬指：fourth finger/ring finger、小指：fifth finger/little finger

\臓器名リスト集/

心臓	heart	大腸	large intestine
肺	lung	小腸	small intestine
腎臓	kidney	直腸	rectum
肝臓	liver	肛門	anus
胆嚢	gallbladder	腟	vagina
胆管	bile duct	子宮	uterus
脾臓	spleen	卵巣	ovary
副腎	adrenal gland	睾丸	testicle
脳	brain	陰嚢	scrotum
食道	esophagus	陰茎	penis
胃	stomach	前立腺	prostate
膵臓	pancreas		

scene 疼痛の質と量の評価

~ Assessment of the Quality and the Quantity of the Pain

Could you describe the pain for me?
Can you describe what your pain feels like?
どのような痛みかご説明いただけますか?

Is your pain sharp, dull, or burning?
痛みは鋭い、鈍い、または焼けるような痛みですか?

\痛みの性状の表現集/

英語で「痛みの性状」は非常に多彩であり、主に下記のように表現されます。

焼けるような痛み	burning pain	鈍い痛み	dull pain
拍動性でズキズキする痛み	throbbing pain	不快感	discomfort
		しつこい痛み	nagging pain
締め付けられるような痛み	squeezing pain	限局した痛み	localized pain
		広範囲にわたる痛み	diffuse pain
圧痛	pressure like pain	ねじれるような痛み	twisting like pain
鋭い痛み	sharp pain	突然走るような痛み	shooting pain

How strong is your pain on a scale of 0 to 10, 10 being the most painful?

痛みの強さは0〜10で、10が一番痛いとしたらどのくらいですか？

詳しくはこちら

scene 疼痛の経過

〜 Progression of the Pain

Since when did this pain start?

痛みはいつからですか？

Is the pain constant or does it come and go?

痛みは継続してありますか、それとも良くなったり悪くなったりしますか？

When the pain comes on, how long does it last?

痛みがある場合、どのくらい続きますか？

Have you had pain like this before?

このような痛みは前にもありましたか？

Are your symptoms improving or worsening?

痛みは改善傾向ですか、それとも悪化傾向ですか？

詳しくはこちら

＼疼痛経過の表現リスト集／

急性	acute	徐々に発症	gradual onset
慢性	chronic	悪化傾向	worsening
間欠的	intermittent	改善傾向	improving
持続的	constant	急速な進行	rapidly progressive
急性発症	sudden onset	難治性疼痛	intractable pain

scene 疼痛の増悪・緩和因子

～ Relieving and Exacerbating Factors for the Pain

What makes your pain better or worse?

痛みが改善または悪化する因子（要因）はありますか？

Is your pain worse on（増悪因子*）?

痛みは（増悪因子*）で悪化しますか？

Does（増悪因子*）make the pain worse?

痛みは（増悪因子*）で悪化しますか？

*増悪因子については下記の「増悪・緩和因子の表現リスト集」を参照

詳しくはこちら

＼増悪・緩和因子の表現リスト集／

体動	movement	歩行	walking
〜の屈曲	bending your（身体部位**）	飲み込むこと	swallowing
〜の伸展	straightening your（身体部位**）	咳	coughing
〜を押す	pressing your（身体部位**）	吸気	breathing in
食事	eating	呼気	breathing out

**身体部位については前記「身体部位のリスト集」を参照（p.35）

詳しくはこちら

▌臓器別問診の基本を学ぶ▐

　質問に関しては時間軸で主に下記の2パターンが想定されます。問診を構成する上でとてもよく使うフレーズなので覚えておきましょう。

①「現在」症状があるか否かを聞く場合は

　"Do you have（症状*）?"

②「今まで」症状があったか否かは

　"Have you had（症状*）?"
　"Have you noticed（症状*）?"

*症状についてはChapter 6の「症状のリスト集」を参照（p.82）

泌尿器科 詳しくはこちら 	**Have you had any change in your urine/waterworks?** * 尿に何か変化はありましたか？ **Do you have any stinging or burning sensation when you urinate?** 排尿時にしみるまたは焼けるような感覚はありますか？ **Have you been urinating more often than usual?** いつもより排尿の回数が多いですか？ **Have you noticed any blood in your urine?** 尿に血が混じっていたことはありますか？ **Do you often have the feeling where you are not able to empty your bladder fully?** 残尿感があることはよくありますか？ **How is the flow of your urine?** 尿の流れはいかがですか？
呼吸器内科・外科 詳しくはこちら 	**Have you noticed any change with your breathing?** 呼吸に何か変化はありましたか？ **Do you have any wheeze? It would feel like whistling sound when you are breathing out.** 喘鳴（呼吸音の異常）はありますか？　息を吐くときにヒューヒューと音がするような感じです。 **Have you been feeling more short of breath than usual?** 息切れを感じることが多くなりましたか？ **What is the color of your phlegm?** 痰の色は何色ですか？
皮膚科 詳しくはこちら 	**Have you had any rashes?** 皮疹（発疹）はありましたか？ **Have you noticed any other lumps on your body?** その他に身体にこぶ・しこりはありますか？ **Is it sore or itchy?** 痛いですか、それともかゆいですか？ **Is the lump getting larger over the last 6 months?** そのこぶ・しこりはこの半年で大きくなっていますか？

One point | ＊尿は "waterworks" と表現されることもあります。覚えておきましょう。

神経内科・外科 詳しくはこちら 	**Have you had any numbness or weakness?** しびれや筋力低下はありましたか？ **Have you noticed any change with your vision/swallowing/speech?** 視力／嚥下／発声に変化はありましたか？ **Do you have any dizziness?** めまいはありますか？
消化器内科・外科 詳しくはこちら 	**Have you noticed any change in your stool?** 便に何か変化はありましたか？ **Have you noticed any blood in your stool or vomit?** 便または嘔吐物に血は混じっていましたか？ **Have you had any change in your bowel habit?** 排便習慣に何か変化はありましたか？ **Have you had any change in your appetite?** 食欲に何か変化はありましたか？ **Have you noticed any change in your weight in the last few months?** この数か月で体重に変化はありましたか？ **Do you have any difficulty swallowing?** （食べ物や飲み物などの）飲み込みづらさはありますか？ **Do you often feel bloated?** お腹が張る感じはよくありますか？
循環器内科・外科 詳しくはこちら 	**Do you have any chest pain?** 胸の痛みはありますか？ **Do you have any palpitation?** 動悸（心臓がバクバクする感じ）はありますか？ **Have you had any swelling of your legs?** 下肢の浮腫（むくみ）はありましたか？ **Do you have any shortness of breath?** 息切れの症状はありますか？

耳鼻科 詳しくはこちら 	**Do you have any ear ache?** 耳の痛みはありますか？ **Have you noticed any discharge from your ear/nose/eye?** 耳 / 鼻 / 目から分泌物はありましたか？ **Have you noticed any ringing in your ear?** 耳鳴りはありましたか？ **Have you noticed any change with your voice?** 声の変化はありましたか？ **Do you have any nosebleed?** 鼻血はありますか？ **Do you have any blocked nose?** 鼻詰まりはありますか？ **Do you sneeze often?** くしゃみはよく出ますか？ **Do you have any dizziness where you feel like the room is spinning?** 部屋が回転するようなめまいはありますか？
眼科 詳しくはこちら 	**Have you noticed any change with your vision?** 視力の変化はありましたか？ **Have you noticed any blurring of your vision?** 目がかすむようなことはありましたか？ **Do your eyes become red?**** 目は赤くなりますか？ **Do you have any discharge from your eyes?** 目やには出ていますか？

One point | **充血は "blood shot" と言います。"Do your eyes become blood shot?" で充血があるかの質問もできます。

整形外科 詳しくはこちら [QR code]	**Does your knee swell at all?** 膝は腫れますか？ **Does your knee lock at all?** 膝がロックされて動けないような症状はありますか？ **Does your knee give away at all?** 膝がカクンとすることはありますか？ **Is your knee pain worse on walking up or downstairs?** 膝の痛みは階段の上り下りではどちらのほうが強いですか？
乳腺外科 詳しくはこちら [QR code]	**Have you noticed any lump in your breast at all?** 乳房にしこりはありましたか？ **Have you noticed any change in the skin of your breast?** 乳房の皮膚に何か変化はありましたか？ **Is your lump painful?** しこりに痛みはありますか？ **Is your pain worse at any time during your cycle?** 痛みは生理周期のどこかで悪化しますか？
産科 詳しくはこちら [QR code]	**When is your due date?** 出産予定日はいつですか？ **Is your baby moving OK? How many kicks did you feel yesterday?** 赤ちゃんはよく動いていますか？　昨日は何回胎動を感じましたか？ **Have you had any bleeding from your vagina?** 腟からの出血はありましたか？
小児科 詳しくはこちら [QR code]	**小児一般についての質問：** **Have you noticed any change with your child's appetite?** お子さまの食欲に変化はありましたか？ **Is your child up-to-date with all the childhood vaccines so far?** お子さまはこれまでの小児ワクチンは全て接種済みですか？ **Have you had any difficulties during pregnancy or birth?** 妊娠中または出産時に何か問題はありましたか？

How many wet diapers or nappies did your child have yesterday?
昨日お子さまのおむつは何回濡れていましたか？

Are you breastfeeding or bottle/formula feeding?
授乳は母乳それとも人工ミルクでしょうか？

出産歴についての質問：

What was the child's weight at birth?
産まれたときの体重はいくらでしたか？

Was the child born earlier or later than the expected delivery date?
出産は予定日より早かったですか、または遅かったですか？

婦人科

詳しくはこちら

生理（月経）についての質問：

Have you noticed any change with your period at all?
生理に何か変化はありましたか？

Do you have any bleeding in between your period?
生理と生理の間に不正出血はありますか？

Is your period heavy or light?
生理は重いまたは軽い方ですか？

Is your period very painful?
生理の痛みはひどいですか？

Is your period regular?
生理は定期的にきますか？

How long is your usual cycle?
通常生理は何日くらいの周期できますか？

How long does your usual period last?
通常生理は何日くらい続きますか？

Do you have any bleeding after intercourse?
性交の後に出血はありますか？

At what age did you have your first period?
初潮は何歳でしたか？

At what age did you stop menstruating?
何歳で閉経しましたか？

Have you had a Pap smear? When was your last Pap smear?
子宮頸がん検診を受けたことがありますか？　最後の子宮頸がん検診はいつでしたか？

性交歴についての質問：

Have you noticed any unusual discharge from your vagina at all?
腟から何かいつもと違った分泌物はありましたか？

When was the first day of your last period?
最終月経の初日はいつですか？

Have you had any sexual contact with someone new in the last 4 weeks?
過去４週間以内に誰か新しい方と性的接触はありましたか？

What contraception are you using at the moment?
現在避妊具は何を使っていますか？

妊娠歴についての質問：

Have you ever been pregnant?
妊娠したことはありますか？

Have there been any problems during your pregnancy or delivery?
何か妊娠や分娩中に問題はありましたか？

How many pregnancies have you had in the past?
過去に妊娠は何回したことがありますか？

How many children do you have and how old are they?
子供は何人いて、何歳ですか？

Have you had any miscarriages or abortions in the past?
これまでに流産や中絶をしたことがありますか？

精神科 詳しくはこちら 	**Have you noticed any change in your mood?** 気分の変化はありましたか？ **Have you had any change with your motivation level?** やる気のレベルに変化はありましたか？ **Have you had any thoughts of harming yourself or other people?** 自分や他人を傷つけようと思ったことはありますか？ **Do you have any issues with your sleep?** 睡眠で何か問題はありますか？
他の症状のスクリーン/システマチックレビュー 詳しくはこちら 	**Do you have any other symptoms?** 他に症状はありますか？ **Have you had any major surgeries/operations in the past?** これまでに大きな手術をしたことはありますか？

英語診療の実践！ 会話・フレーズから学ぶ

scene 腹痛患者さんの問診

〜 Patient Presenting with Abdominal Pain

詳しくはこちら

医療者： Hello. So you have a stomachache today, is that right?
こんにちは。今日は腹痛ということですが、お間違いはないですか？

患者さん： Yes.
そうです。

医療者： Since when did this pain start?
痛みはいつからですか？

患者さん： The pain started this morning.
今朝からです。

医療者：How strong is your pain on a scale of 0 to 10, 10 being the most painful?

痛みの強さは 0 ～ 10 で、10 が一番痛いとしたらどのくらいですか?

患者さん：About 8. It's very painful.

8 くらい。かなり痛みます。

医療者：Could you point to me where your pain is?

どこが痛いのか指で差してもらえますか?

患者さん：Ummm, the upper part. It's difficult to say exactly where it hurts.

ええと、上の方です。どこが痛いかをハッキリと言うのは難しいのですが。

医療者：Is the pain constant or does it come and go?

痛みはずっと続いていますか、それとも良くなったり悪くなったりしますか?

患者さん：It comes and goes.

良くなったり、悪くなったりを繰り返しています。

医療者：Is your pain worse on movement?

痛みは動くとひどくなりますか?

患者さん：Yes. My pain seems to be worse on movement such as walking.

そうですね。歩行時など動作時に痛みがひどくなります。

医療者：Is it OK if you could lie down, loosen your belt and show me your stomach?

では次に、横になり、ベルトをゆるめて、お腹を見せていただけますか?

患者さん：OK.

わかりました。

医療者：Is it OK if I have a feel of your stomach?*

お腹を触ってもよろしいですか?

患者さん：Yes, that's fine.

はい、大丈夫です。

One point | ＊「お腹を触ります」は "have a feel of your stomach/tummy" などと言います。
「お腹を診ます」など視診の場合は "have a look at your stomach/tummy" となります。
他の身体箇所でもこのフレーズで代用可能ですので活用してみてください。

詳しくはこちら

＼外国人患者さんに使用を避けるべき「消化器医学用語集」／

日本語	（避けるべき）医学用語	（推奨の）代替一般英語
へそ	umbilicus	"belly button"
生理	menstruation	"period"
腹部	abdomen	"stomach"
便	excrement	"poo", "stool"
鎮痛剤	analgesic	"painkiller"

Chapter 4

scene 他の消化器症状についての問診

詳しくはこちら

~ Patient Presenting with Other Gastrointestinal Symptoms

医療者：Have you had any other symptoms?

他に何か症状はありましたか？

患者さん：Yes, I felt sick and vomited once last night.

はい、昨夜、気分が悪くなり、一度吐きました。

医療者：Could you tell me what color the vomit was?

吐いたものは何色だったか教えていただけますか？

患者さん：It was mainly the food that I ate for my dinner last night.

主に昨夜、夕食に食べたものでした。

医療者：Did you notice any blood or coffee ground like colors?＊

血やコーヒーの粉のような色はありましたか？

47

患者さん： No, I did not.

いいえ、ありませんでした。

医療者： Have you noticed any change in your stool?

便の状態に変化はありましたか？

患者さん： I have opened my bowel this morning and my stool seemed normal.

今朝、便が出ましたが、便の状態は普通でした。

医療者： OK, when was the last time that you had any food or drink?**

そうなんですね、最後に飲食をしたのはいつですか？

患者さん： I had my breakfast this morning, but nothing since.

今朝、朝食をとりましたが、その後は何もとっていません。

医療者： I see. I am going to ask a doctor to come and see you as soon as we can. If you could kindly wait in the waiting room again and the doctor should call you soon.

そうですか。なるべく早く医師に来てもらうようにします。また待合室でお待ちいただければ、まもなく医師がお呼びします。

One point ┃ ＊"coffee ground vomit"（コーヒーの粉のような嘔吐物）は上部消化管出血を疑う根拠となるため、注意深く問診をしましょう。

＊＊緊急手術を要する患者さんにおいては、最終飲食摂取の時間は重要ですので、特に外科領域の患者さんにおいては必ず聞きましょう。

scene 発熱患者さんの問診

～ Patient Presenting with Symptoms of Fever

詳しくはこちら

医療者： Hello. I'm going to ask some questions regarding your fever.

こんにちは。熱についていくつか質問をしますね。

患者さん： OK.

はい。

医療者： When did your fever start?

いつから熱が出ましたか？

患者さん： Last night.

昨夜です。

医療者： How high did your fever go?

熱は何度まで上がりましたか？

患者さん： It's between 37-38 degrees, but it went as high as 38.5 last night.

37〜38度で経過していますが、昨夜は最高38.5度まで上がりました。

医療者： Do you have any chills?

寒気はしますか？

患者さん： I get some chills when my temperature goes up.

熱が上がると寒気がします。

医療者： Is there anyone around you with a fever as well?

周りにも発熱している人はいますか？

患者さん： No, not that I'm aware of.

いいえ、知っている限りではいません。

医療者： Have you taken any medication to bring down your fever?*

熱を下げるために何か薬を飲みましたか？

患者さん： I took some acetaminophen this morning.

今朝、アセトアミノフェンを飲みました。

医療者： Do you have any other symptoms?

他に何か症状はありますか？

One point ｜ ＊日本語同様、解熱剤（antipyretic）と言うと理解されない可能性があるので、このように「熱を下げる薬」と表現すると患者さんにわかりやすいです。

scene 咳と咽頭痛患者さんの問診
~ Patient Presenting with Cough and Sore Throat

医療者： When did your cough/sore throat* start?
咳 / のどの痛みはいつからありますか？

患者さん： It started 2 days ago.
2日前からです。

医療者： Are you coughing anything up?**
咳といっしょに痰は出ますか？

患者さん： Yes, I am.
はい、出ます。

医療者： What color is it?
何色ですか？

患者さん： It's a yellow-ish color.
黄色っぽい色です。

医療者： Is there anyone around you who is also sick?
周りに他に具合の悪い人はいますか？

患者さん： I don't think so.
いないと思います。

医療者： Do you have any difficulty breathing?
息苦しさはありますか？

患者さん： No, my breathing is OK.
いいえ、呼吸は大丈夫です。

One point | ＊英語で咽頭痛は "throat pain" ではなく、"sore throat" と表現するので覚えておきましょう。
＊＊他にも "Are you coughing up any phlegm?" のように表現できます。
　　ちなみに空咳は「dry cough」と表現します。

詳しくはこちら

外国人患者さんに使用を避けるべき「呼吸器医学用語集」

日本語	（避けるべき）医学用語	（推奨の）代替一般英語
痰	sputum	"phlegm"
息切れ	dyspnea	"short of breath", "difficulty breathing"
喘鳴	wheeze	"whistling sound when breathing"
下肢浮腫	leg edema	"leg swelling"
鼻風邪	coryza	"head cold"
鼻水	nasal discharge/mucus	"runny nose", "dripping nose"
血痰	hemoptysis	"blood in the phlegm"

Chapter 4

詳しくはこちら

scene 胸痛患者さんの問診

～ Patient Complaining of Chest Pain

医療者： When did you start having chest pain?

胸の痛みはいつからありますか？

患者さん： Last night.

昨夜です。

医療者： Can you describe what your pain feels like?

どのような痛みかご説明いただけますか？

患者さん： I'm feeling a sharp pain in the middle of the chest.*

胸の真ん中に鋭い痛みを感じます。

医療者： Does it come and go, or is it constant?

痛みは良くなったり悪くなったりしますか、それとも継続してありますか？

患者さん： It's a constant pain.

継続しています。

医療者：Does the pain move anywhere, for example to your neck, back, or shoulder?**

その痛みは違うところへ移りますか、例えば首、背中、肩へ？

患者さん：No, it is only in my chest.

いいえ、胸にだけあります。

医療者：Do you have any other symptoms, such as shortness of breath or lightheadedness?

他に何か症状はありますか、例えば息切れや立ちくらみは？

患者さん：I feel a little short of breath.

少し息切れがします。

One point

＊患者さんがうまく疼痛の性質について表現できない場合は、"Is it a … pain?"と確認するとよいでしょう。
例：Is it a burning pain?
痛みの性状についての表現は前記の「痛みの性状の表現集」を参照（p.36）

＊＊痛みの放散を英語で"radiation"（例：I have pain that radiates from my neck to my arms.）と表現はできますが、医学的専門用語です。患者さんには記載されているように表現するとよいでしょう。

詳しくはこちら

\ 外国人患者さんに使用を避けるべき「循環器医学用語集」/

日本語	（避けるべき）医学用語	（推奨の）代替一般英語
起坐呼吸	orthopnea	"feeling short of breath when lying flat"
不整脈	arrythmia	"irregular heartbeat"
間欠性跛行	intermittent claudication	"cramping leg pain when walking"

scene 頭痛患者さんの問診

～ Patient Presenting with Symptoms of Headache

医療者：When did you start having your headache?
頭痛はいつからありますか？

患者さん：I have had it for 3 days now.
今日で3日間になります。

医療者：What does your headache feel like?
頭痛はどのような痛みですか？

患者さん：It's a throbbing pain in the back of my head.
後頭部のズキズキするような痛みです。

医療者：Have you had a headache like this before?
このような頭痛は前にもありましたか？

患者さん：I've had headaches before but it has never been this bad.
前にも頭痛はありましたが、ここまでひどかったことはないです。

医療者：Did you try any painkillers?
痛み止めは使ってみましたか？

患者さん：No, I haven't tried anything.
いいえ、何も使ってみませんでした。

（以下は主にYes/No形式なので、患者さんの返答は省略）
Have you had a fever?
熱はありましたか？

Have you noticed any changes in your vision?
物の見え方に変化はありますか？

Does the light make your headache worse?*

光を見ると頭痛がひどくなりますか?

Do you have any weakness or numbness?

力が入りづらかったり、しびれたりしますか?

One point | ＊光過敏の有無の評価に有効な質問です。

詳しくはこちら

\外国人患者さんに使用を避けるべき「神経内科医学用語集」/

日本語	（避けるべき）医学用語	（推奨の）代替一般英語
羞明（光過敏）	photophobia	"sensitivity to light"
振戦（ふるえ）	tremor	"shaking of（手など）"
呂律障害	dysarthria	"slurring of speech"
嚥下障害	dysphagia	"difficulty swallowing"
回転性めまい	vertigo	"dizziness where it feels like you are spinning"
しびれ	numbness	"loss of sensation"

scene **皮膚症状患者さんの問診**

詳しくはこちら

～ Patient Presenting with a Rash

医療者： Tell me about your rash.*

皮疹（発疹）について聞かせてください。

患者さん： I noticed that I started developing red bumps on my stomach last night.

昨夜、お腹に赤いブツブツができ始めているのに気付きました。

患者さん： When I woke up this morning, I noticed that it had spread all over my body.

今朝、起きたときに体中に広がっているのに気付きました。

医療者： Is it itchy?

かゆいですか？

患者さん： Yes, it feels very itchy.

はい、とてもかゆいです。

医療者： Have you ever had a reaction like this in the past?

これまでにこのような反応があったことはありますか？

患者さん： No.

いいえ。

医療者： Have you tried any medication?

何か薬を試してみましたか？

患者さん： I took an anti-histamine this morning but it doesn't seem to work.

今朝、抗ヒスタミン剤を飲みましたが効かないみたいです。

医療者： Did you eat anything before your rash developed?

皮疹（発疹）が出る前に何か食べましたか？

患者さん： I ate a cheeseburger with fries. Nothing out of the ordinary.

チーズバーガーとポテトフライを食べました。特に普段と変わった物は食べていないです。

医療者： Have you recently started using a new soap, detergent, lotion, or cream?

最近新しい石鹸、洗剤、ローション、クリームを使い始めましたか？

患者さん： No, I haven't.

いいえ、使っていないです。

One point ｜ ＊皮疹には次ページに示すようにさまざまな表現があるので覚えておきましょう。

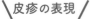 皮疹の表現

皮疹	rash	全身の皮疹	generalized rash
こぶ・しこり	lump/bump	かゆみのある皮疹	itchy rash
紅斑	erythema	色素沈着のある皮疹	hyperpigmented rash
盛り上がったこぶ	raised lump	境界明瞭な皮疹	rash with regular border
限局的な皮疹	localized rash	蕁麻疹	hives/urticaria
水疱を伴う皮疹	blistering rash	鱗屑を伴う皮疹	scaly rash

scene 目の充血・痛みがある患者さんの問診

～ Patient Presenting with Sore Red Eyes

医療者： Tell me about your sore eyes.
目の痛みについて聞かせてください。

患者さん： My eyes started feeling gritty* and painful last night.
昨夜から目がゴロゴロし、痛くなってきました。

患者さん： I woke up with some crusts around both of my eyes this morning.
今朝起きたら両目の周りに目やにがくっついていました。

医療者： Have you noticed any changes with your vision?
視力の変化はありましたか？

患者さん： No, but I have started having a mild sore throat and runny nose since this morning.
特にありません。ただ今朝から喉の痛みと鼻水が出てきています。

医療者： What have you tried so far?
（薬は）何を試してみましたか？

56

患者さん：I have taken Tylenol®** but that's it.

タイレノールを飲みましたが、それだけです。

医療者：Do you wear contact lenses or glasses?

コンタクトレンズや眼鏡はつけていますか？

患者さん：No.

いいえ。

医療者：Is there anyone else around you who have similar symptoms?

他に周りで同様の症状の方はいらっしゃいますか？

Chapter 4

患者さん：Come to think about it, my younger sister who lives with me has started developing sore itchy eyes few days ago.

そういえば、同居している妹が数日前からかゆみを伴った目の痛みがあります。

医療者：I see. Let me speak to a doctor so he/she can take a look at your eyes.

なるほど。医師に相談して目を診てもらいましょう。

患者さん：Sure, thank you.

わかりました。ありがとうございます。

One point | ＊「目がゴロゴロする」といった表現は "gritty" と表現できます。
＊＊イギリスやアメリカではアセトアミノフェンは商品名（タイレノール、パラセタモール）でよく会話に出てきますので覚えておきましょう。

scene 外傷・骨折・打撲患者さんの問診

~ Patient Presenting with a Trauma/Fracture/Contusion*

詳しくはこちら

医療者：How did your accident happen?

事故はどのように起こりましたか？

患者さん：I left my house and there was a patch of ice in front of the door.

家を出たら玄関の前に氷が張っていました。

患者さん： I slipped on the ice and twisted my ankle and landed on my arm.

その氷で滑って足首をひねって、腕で着地しました。

医療者： What time did your accident happen?

事故は何時頃に起こりましたか？

患者さん： It was around 8 o'clock this morning.

今朝の8時頃です。

One point

＊ "trauma"、"fracture"、"contusion" は医学英語ですので、患者さんには下記の一般用語を使いましょう。
trauma = injury
fracture = broken bones
contusion = bruising

足首と腕のケガ

医療者： Are you able to put weight on your foot?＊

足に体重をかけることはできますか？

患者さん： I can't bear any weight on my foot because it hurts too much.＊＊

痛すぎて全く足に体重をかけられないです。

医療者： Do you have any numbness or tingling in your foot?

足の感覚の鈍い感じやピリピリとしたしびれはありますか？

患者さん： No, I don't have any numbness or tingling.

いいえ、足の感覚の鈍い感じやピリピリとしたしびれは全くないです。

One point

＊この質問はレントゲンを撮るか否かを判断するのに重要な質問の一つですので覚えておきましょう！

＊＊体重をかけることを "bear weight" と表現することもあるので覚えておきましょう。

医療者：Are you right-handed or left-handed?

右利きですか、左利きですか？

患者さん：I'm right-handed.

右利きです。

医療者：Are you able to make a fist?

手をグーにできますか？

患者さん：Yes.

はい。

医療者：Are you able to move your wrist?

手首を動かすことはできますか？

患者さん：Yes.

はい。

医療者：Do you have any numbness or tingling in your fingertips?

指先の感覚が鈍い感じやピリピリとしたしびれはありますか？

患者さん：No.

いいえ。

頭部のケガ

（以下は主にYes/No形式なので、患者さんの返答は省略）

Did you lose consciousness after you hit your head?

頭を打った後に気を失いましたか？

Do you have any memory loss of events before or after the injury?

事故の前または後の記憶喪失はありますか？

Do you have any visual changes, like double vision or blurry vision?

見え方に変化はありますか、例えば二重に見えたり、ぼやけていたり？

Do you have any nausea or vomiting?

吐き気や嘔吐はありますか？

Do you have any dizziness or difficulty walking?

めまいや歩きにくい感じはありますか？

Have you ever had a head injury in the past?

過去に頭部外傷をしたことはありますか？

Have you ever been diagnosed with a concussion?

脳震とうと診断されたことはありますか？

scene しびれの症状についての問診

～ Patient Presenting with Numbness/Tingling*

詳しくはこちら

看護師： Tell me about your symptoms?

どのような症状でしょうか？

患者さん： I started having numbness in my fingers in both hands this morning.

今朝から両手の指にしびれがあります。

看護師： Can you describe to me what exactly you are experiencing with your numbness?

しびれは、具体的にどういう感じかご説明いただけますか？

患者さん： It feels like I have decreased sensation at my fingertips. When I touch something, it feels like I'm not touching anything.

指先の感覚が低下しているような感じがします。何かを触っても、何も触っていないような感じがします。

看護師： Are your symptoms improving or worsening?

症状は良くなっていますか、悪くなっていますか？

患者さん：It's about the same since it started this morning.

今朝始まってから同じような状態です。

看護師：Do you have any weakness?

力が入りづらい感じはありますか？

患者さん：No, I don't have any weakness.

いいえ、力が入りづらい感じはないです。

One point ＊医療的には "numbness" は感覚が「鈍麻」したしびれであり、"tingling" は「ピリピリ」とするようなしびれを表現しています。実際の医療現場では一般の患者さんはこれらの症状を混同する可能性があるため、このように確認しながら問診を進めるとよいでしょう。

scene 栄養と食事に関する評価

~ Assessment of Patient's Nutrition Status

詳しくはこちら

Have you had any weight loss recently?

最近、体重減少はありましたか？

How much weight have you lost?

どのくらい体重が減りましたか？

Have you been intentionally trying to lose weight?

意図的に体重を減らそうとしていたのですか？

How is your appetite?

食欲はどうですか？

scene 飲酒についての評価

~ Assessment of Alcohol Consumption

詳しくはこちら

How often do you drink alcohol in a week?

一週間にどのくらいの頻度でお酒を飲みますか？

How many alcoholic drinks do you usually have in one day?

普段、一日にどれくらいお酒を飲みますか？

Do you usually prefer to drink beer, wine, or liquor?

普段、好んで飲むのはビール、ワイン、それとも（ウィスキーや焼酎などの）蒸留酒ですか？

scene 喫煙についての評価
〜 Evaluation of Smoking Status

詳しくはこちら

Do you smoke cigarettes?

タバコは吸いますか？

Have you ever smoked cigarettes?

タバコを吸われていたことはありますか？

How many cigarettes do you smoke per day?

一日何本タバコを吸いますか？

For how long did you smoke for?

喫煙していた期間はどのくらいですか？

scene 糖尿病患者さんの栄養評価
〜 Nutritional Assessment for Diabetic Patients

詳しくはこちら

Tell me about your eating habits.

食生活について聞かせてください。

Do you normally cook at home or do you normally eat out or eat take-out?

普段は家で料理をしますか、それとも外食やテイクアウトしたものを食べますか？

Are you able to cook for yourself? Are you able to get your groceries on your own?

自炊はできますか？　自分で食料品を買いに行けますか？

How often do you eat at restaurants?

どのくらいの頻度でレストランでのお食事をしますか?

When you eat out at a restaurant, are you mindful of your calories and sugar intake?*

レストランで外食をするときにはカロリーや糖分の摂取量は気を付けていますか?

One point | * "Are you mindful of…?" は「…は気を付けていますか?」といった表現です。生活習慣などセンシティブなトピックにおいては、このように「気を遣った言い回し」ができることも覚えておきましょう。
また "Do you think about…?" は同様な表現ですが、前者の方がやや「受動的」で「優しい言い回し」であることも覚えておきましょう。

scene インスリンを使用している患者さんの評価
~ Assessment of Patients Using Insulin

詳しくはこちら

How often do you check your blood sugar?

どのくらいの頻度で血糖値を確認していますか?

How often does your blood sugar become too low?*

どのくらいの頻度で血糖値が下がりすぎてしまうことがありますか?

What symptoms do you have when your blood sugar becomes too low?

血糖値が下がりすぎてしまったとき、どのような症状がありますか?

One point | *「低血糖」は "hypoglycemia" と表現しますが、一般的にはこのような聞き方の方がわかりやすいです。

Memo

検査時の説明・問診

～さまざまな検査に対応するための

フレーズ～

Chapter 5 | 検査時の説明・問診
～さまざまな検査に対応するためのフレーズ～

　　ここで学ぶ「患者さんの確認・了承を得る言葉」や「検査前後に使用する
フレーズ」などはさまざまな検査や診察下で応用可能なためマスターしま
しょう。

　　欧米では日本と比較して、検査や診察をする前に、患者さんからしっか
り書面も含め同意を得ることが習慣化されている国が多くなってきていま
す。外国人患者さんへはプライバシーの厳守や最低限の同意を得る配慮が
これまで以上に必要とされています。また患者さん側にとっても検査前や
検査中に医療者からきちんと「説明」を受けられることにより、患者さんの
印象が大きく変わることは言うまでもありません。

　　まずは本章冒頭の応用性の高いフレーズを学び、実際の会話をオーディ
オで聞きながらさまざまな場面で活用できるようにしましょう。

> scene 患者さんの確認・了承を得る言葉

詳しくはこちら

~ Checking or Confirming with Patients

I would like to…, is this OK?
〜したいです、よろしいでしょうか？

I am going to…, is this OK?
〜します、よろしいでしょうか？

Is it OK if I could…?
〜をしてもいいですか？

\ CT検査の了承を得る場合の例 /

I would like to do a CT* of your head. Is this OK?
頭のCTを撮りたいと思います。よろしいでしょうか？

＊検査名については後記の「検査名称リスト集」を参照（p.68）

他に確認・了承を得たい場合の例

いくつかの質問をする	ask some questions
…について話す	talk about …
体温を測る	check your temperature
採血をする	take some blood samples
胸部のレントゲンをオーダーする	order an X-ray of your chest
お腹／頭／首を触る	have a feel of your stomach/head/neck
心電図／エコー検査をする	do an ECG/ultrasound
点滴を始める	start the IV drips
血糖値を測る	check your blood sugar

scene 患者さんに何か頼みたいときの言葉*

～ Asking Patients to Do Something for You

I would like you to…, is this OK?
〜してもらいたいのですが、よろしいでしょうか？

Is it OK if you could…?
〜してもらってもいいですか？

患者さんに何か頼みたいときの言葉の例

横になる	lie down
ここに座る	take a seat here
服を脱ぐ	take your clothes off
立つ	stand up
歩く	walk
医師からの話を待つ	wait for the doctor to speak to you

*Chapter 1の「患者さんに何か「頼みたい」ときの言葉」も参照（p.4）

詳しくはこちら

scene 身体に負担を与える検査前の確認の言葉

～ Checking with Patients Before Performing Uncomfortable Tests

I am afraid this is going to be a little uncomfortable.

すみません、少し不快な感覚がありますよ。

Do let me know if this is hurting you.

もし痛かった場合は教えてくださいね。

詳しくはこちら

scene 検査後のあいさつとお礼の言葉

～ Greeting and Thanking the Patients After Performing the Tests

Now, it's all finished. Thank you very much.

これで全て終わりです。どうもありがとうございました。

OK, that's all done.

はい、これで全て終わりです。

That's great. Thank you.

素晴らしいです。ありがとうございました。

詳しくはこちら

＼検査名称リスト集／

	エコー検査	ultrasound
	下肢静脈エコー検査	Doppler ultrasound of legs
	心エコー検査	echocardiogram
画像	骨密度検査	bone density scan
	呼吸機能検査	lung function test
	冠動脈造影検査	coronary angiography
	造影CT/MRI検査	contrast CT/MRI scan
	胸部レントゲン検査	chest X-ray

	心電図検査	ECG/EKG (electrocardiogram)
	ホルター心電図検査	Holter ECG
	尿検査	urinalysis/urine test
	血液検査	blood test
その他	血液培養検査	blood culture
	腰椎穿刺検査	lumbar puncture
	スワブ検体検査	swab testing
	コロナ抗原検査	COVID antigen test
	上部内視鏡検査	upper gastrointestinal endoscopy
	下部内視鏡検査	lower gastrointestinal endoscopy/colonoscopy
	気管支鏡検査	bronchoscopy

Chapter 5

英語診療の実践！　会話・フレーズから学ぶ

scene スワブによる検体採取
~ Obtaining a Swab Sample

詳しくはこちら

Hello. I would like to take a swab sample from your skin (nose /throat/ wound). Is this OK?
こんにちは。皮膚（鼻 / のど / 傷口）から綿棒で検体を採取したいと思います。よろしいでしょうか？

I am afraid this is going to be a little uncomfortable.*
すみません、少し不快な感覚がありますよ。

OK, that's all done. We will send this sample off for an analysis.
はい、終わりました。こちらの検体を解析検査に出しますね。

The results will be back to us in about one week. Would you like to make an appointment with a doctor now?**
1週間ほどで結果が出ます。今、医師との予約をされますか？

One point | ＊このフレーズは痛みなどを伴う検査や処置全般に応用できるので覚えておきましょう。
＊＊職種に関わらず医療者であれば予約調整はよく使用するフレーズなので覚えておきましょう。

scene 心電図検査

～ Performing ECG/EKG

Hi, I would like to do an ECG/EKG.*
こんにちは、心電図検査をしたいと思います。

Do you understand what ECG/EKG is?
心電図はどのようなものかご存知でしょうか？

The ECG/EKG looks at the electrical impulse running through your heart.
心電図は心臓の電気刺激の流れを見ます。

It helps us to detect any abnormal heart rhythm, rate or structures of your heart.
心拍リズム、心拍数、心臓の構造の異常の検出に役立ちます。

Now could you take off your top and lie down on your back on this bed?
上半身の服を脱いでベッドの上で仰向けになっていただけますか？

I am going to place those stickers on your chest, arms and legs.
そちらのシールを胸と手足に付けます。

Could you stay really still** for the next few minutes or so while I'm checking your reading?
心電図を確認している間、数分間じっとしていていただけますか？

I am going to remove those stickers for you. Now it's finished, thank you very much.
そちらのシールを剥がしますね。これで終わりです。ありがとうございました。

One point　＊アメリカでは「EKG」、イギリスでは「ECG」と若干異なるため患者さんの国籍によって使い分けてもよいでしょう。

＊＊しばらく患者さんに動いてほしくないときに活用できるフレーズです。

詳しくはこちら

scene 採血検査

～ Obtaining a Blood Sample

Hello, I would like to take blood samples from you. Is this OK?
こんにちは、採血をしたいと思います。よろしいですか？

Do you have any allergy to alcohol wipes?
アルコール綿に対するアレルギーはありますか？

Have you ever been sick while you were having your blood sample taken?
採血中に気分が悪くなったことはありますか？

Would you like to lie down while you are having your blood tests?
寝た状態で採血をされますか？

At what time did you last eat?
お食事を最後にとられたのは何時ですか？

Would you like me to take a blood sample from your right arm or left arm?
採血は右腕か左腕、どちらでされますか？

I am going to put this tourniquet around your arm. I am afraid it is going to be a little tight.
駆血帯を腕に巻きますね。すみませんが、少しきつくなりますよ。

Could you make a grip like this* and I am just going to clean your skin.
このように手を握っていただけますか、それから皮膚の消毒をしますね。

There is going to be a sharp scratch on your arm. **
腕がチクッとしますよ。

It is going to finish soon.
もう少しで終わります。

71

That's great.*** Please relax your arm for me, thank you.
素晴らしいです。腕の力を抜いてください、ありがとうございます。

Please press on the injection site for the next few minutes.
注射部位を数分間押さえていてください。

If you feel dizzy or sick, please let me know.****
めまいがしたり、気分が悪くなったりしたら教えてください。

One point

＊実際にグーを握って見せてあげながら話すと効果的です。

＊＊英語で「少し痛みますよ」と前置きする"there is going to be a sharp scratch"は、鋭利な針などで刺す場合に使用します。他にも痛みが伴う検査では "It is going to be a little sore/uncomfortable" などを使ってもよいでしょう。

＊＊＊このように終わったら「良くできた」と褒めてあげるだけでも、患者さんの好感度は上がるので活用してみてください。

＊＊＊＊このように前置きしておくと、何か起こったときでも安心して対応できます。

scene 胸部レントゲン検査
～ Performing a Chest X-Ray

詳しくはこちら

We would like to do a chest X-ray. Could you take off your necklace and bra and place them in this basket?
胸のレントゲン検査をしたいと思います。ネックレスとブラジャーを外して、こちらのカゴに入れていただけますか？

Could you tie up your hair?
髪を結んでいただけますか？

Please place your chin and arms on here and keep your back straight.
こちらにあごと腕をのせて背筋を伸ばしていてください。

Try to look straight ahead.
真っすぐ正面を向いてください。

Please stay very still while we are taking your chest X-ray.
胸のレントゲンを撮影している間はじっとしていてくださいね。

Please breathe in then hold your breath. That's great.
息を吸って、止めてください。その調子、上手ですよ。

We have finished with the chest X-ray now.
胸のレントゲンが終わりました。

Thank you very much for your patience.
お待ちいただきどうもありがとうございました。

Please do not forget to pick up all your belongings.*
お忘れ物がないようにお気を付けください。

One point | *「忘れ物がないように」と言いたいときに活用できます。

scene 腹部エコー検査
～ Performing an Abdominal Ultrasound

詳しくはこちら

Hello, my name is Teruo Higashi. I would like to do an ultrasound of your stomach.* Is this OK?
こんにちは、ヒガシテルオと申します。お腹のエコーを撮りたいと思います。よろしいでしょうか?

Could you lie down on your back and pull up your shirt up to your chest?
ベッドの上で仰向けになって胸までシャツをあげていただけますか?

Keep both arms above your head.
両腕を頭の上にあげておいてください。

Now I am going to put gel on your stomach. It is going to be a little cold I'm afraid.

これからお腹にジェルを塗りますね。すみませんが、少し冷たいですよ。

Could you please turn to your right/left side for me?

右側／左側に向いていただけますか？

Take a deep breath, now hold your breath there…now breathe out again.

大きく息を吸って、そこで息を止めて…また息を吐いて。

Could you push out your stomach for us?**

お腹を突き出していただけますか？

Let me wipe off the gel on your stomach.

お腹のジェルを拭き取りますね。

Now your ultrasound is complete. Thank you.

これでエコーは完了です。ありがとうございました。

One point	*アメリカでは "stomach" や "belly" といった表現が自然ですが、イギリスでは大人／小児関係なく、"tummy" と言えます。アメリカでは大人に "tummy" と言うと少し子供っぽいと思われるかもしれません。
	**「お腹を突き出してください」といった言い回しですが、エコー検査技師であれば多用するフレーズなので覚えておきましょう。

scene MRI検査の説明
～ Explaining MRI Scan

詳しくはこちら

Good afternoon, we are doing an MRI of your head/body today. Is this OK?

こんにちは、今日は頭／体のMRIを撮ります。よろしいでしょうか？

This will take about 20 minutes or so.

20分ほどお時間がかかります。

For your safety, we would like to check if you have any foreign magnetic materials inside your body.

安全のために体の中に磁気を帯びた異物が入っていないか確認させていただきます。

Do you have any cardiac pacemakers, implantable defibrillators or artificial implants in your ear?

心臓ペースメーカー、埋め込み型除細動器、または耳の人工インプラントはありますか?

Do you have any fear of being in a small closed space?*

狭い場所に入るのは怖くありませんか?

Please take off your belongings such as jewelries and watch and place them in this box.

宝飾品や腕時計などの所持品を外してこの箱に入れてください。

Inside the MRI machine, it will be quite noisy so we would like you to wear these ear plugs.

MRIの中は結構うるさいのでこちらの耳栓をつけてください。

Please try to stay as still as you can.

できるだけ動かないようにしてください。

If you need some help, please press this button.

何かお手伝いが必要なときはこのボタンを押してください。

MRI scan is now finished. Thank you very much.

今MRIの撮影が終わりました。どうもありがとうございました。

One point | *「閉所恐怖症かどうかの確認」は必須の質問なので覚えておきましょう。

scene CT造影検査とその同意

~ Performing a CT Scan With Contrast and Consenting for the Procedure

We would like to do a CT contrast of your stomach today.
今日はお腹の造影CTを撮影したいと思います。

Before we proceed, we would like to check a few things and explain the procedure, is this OK?
始める前に、いくつかの確認事項と手順について説明したいと思いますが、よろしいでしょうか？

CT contrast scan is a CT scan, but we inject a contrast through your blood vessel so we can visualize your organs better.
造影CTはCTですが、臓器をよりはっきり見るために血管内に造影剤を注入します。

Have you ever had a CT or MRI contrast scan before?
今まで造影剤を使用したCTやMRIを撮ったことはありますか？

Did you have any reaction to the contrast before?*
過去に造影剤による副反応はありましたか？

What is your current weight in kilograms?**
キログラムで言うと現在の体重は何キロですか？

Have you had any kidney problems in the past?
これまでに何か腎臓に問題はありましたか？

Are you diabetic? If so, are you taking metformin?
糖尿病ですか？　もしそうでしたらメトホルミンは内服していますか？

Do you have any asthma, eczema or allergy to anything?***
喘息、湿疹または他に何かアレルギーはありますか？

When the contrast goes through your body, you will often feel some warm sensations but don't worry this is perfectly normal.

造影剤が体内を通ると体内が温かくなる感覚がしますが、これは普通のことなので心配しないでください。

With the contrast there are two main risks.

造影剤には主に2つリスクがあります。

First risk is the risk of allergic reaction to the contrast. After the scan, if you start to develop a new rash or feel unwell in any way, then do let us know as soon as possible.

1つ目のリスクは造影剤に対するアレルギー反応です。CTの後に何か発疹が出たり、何か具合が悪くなったりしたらできるだけ早く私たちに教えてください。

Second risk is that the contrast occasionally causes damage to the kidneys. This is more common for those who already have existing kidney diseases.****

2つ目のリスクは造影剤は時々腎臓に損傷を与えることがある点です。これは既に腎臓の病気をお持ちの方に多くみられます。

One point

＊もし"yes"であれば、アレルギーかどうかを確認するため"What kind of reaction did you have?"と質問しましょう。

＊＊欧米（アメリカやイギリスなど）ではポンド（pounds）やストーン（stones）などで体重を表現することが多いため、キロであえて聞くとよいでしょう。
キロで聞かれてもわからない方は多くいるので、わからない場合は ポンド÷2.2＝キロ、ストーン＝6.35キロで換算できます。

＊＊＊どれも造影剤におけるアレルギーの危険性が増える要因のため、検査前に把握しておくべき事項です。

＊＊＊＊「造影検査のリスクの説明」は同意を得るために必須なので覚えておきましょう。

詳しくはこちら

scene 呼吸機能検査の説明

〜 Explaining Pulmonary Function Test

I would like to perform breathing tests. Is this OK?
呼吸の検査をしたいと思います。よろしいでしょうか？

I would like you to place your mouth around this mouthpiece, breathe in as deep as you can and then breathe out as hard and as long as you can.
できるだけ深く息を吸って、こちらのマウスピースを口にくわえて、その後できるだけ強く長く息を吐いてください。

That's wonderful, now I would like you to repeat the same thing again.
素晴らしいです、ではまた同じことを繰り返してください。

Well done,* now you can breathe normally.
良くできました、もう普通に呼吸して大丈夫ですよ。

One point | ＊「良くできました」と褒めると患者さんも喜ぶことが多いため活用しましょう。

詳しくはこちら

scene 採尿と尿検査の説明

〜 Collecting a Urine Sample for a Urinalysis

I would like you to collect your urine sample in this paper cup.
こちらの紙コップに採尿してください。

Are you on your period at the moment?*
現在、生理中ですか？

Once you start urinating, I would like you to use this cup to catch your urine at the beginning/mid-point of your urination.**
排尿が始まったら、こちらのコップで出始めの尿／排尿途中の尿を採ってください。

Once your urine is collected, please bring the sample to us.
採尿が終わったら、検体を私たちに持ってきてください。

scene 上部内視鏡検査の説明
～ Explaining Upper GI Endoscopy Procedures

詳しくはこちら

The night before your endoscopy, you could have a light meal at latest by 8 pm. You could still drink water but no other drinks.*
内視鏡検査の前日は、午後8時までは軽いお食事をとることができます。水は飲んでもいいですが、他の飲み物は飲まないでください。

Would you like to have your endoscopy through your nose or mouth?
内視鏡検査は鼻か口、どちらからされますか？

Procedure through your nose may take a little longer.
鼻からの処置の方が少し時間がかかることがあります。

Would you like to have sedation** during the endoscopy procedure?
内視鏡検査中に鎮静剤はご希望されますか？

Please refrain from drinking alcohol or driving on the day of your endoscopy.
内視鏡検査当日は飲酒や運転をお控えください。

Are you allergic to local anesthetics?
局所麻酔薬に対するアレルギーはありますか？

Are you on any blood thinning tablets such as warfarin or aspirin?
ワーファリンやアスピリンなどの抗凝固薬は服用していますか？

Chapter 5

Memo

薬や処置の説明

～服薬指導から点滴や注射の説明まで～

Chapter 6 | 薬や処置の説明
～服薬指導から点滴や注射の説明まで～

医療者・薬剤師であれば薬剤の説明を求められることは頻繁にあります。そこで本章では薬の基礎的な質問への対応、例えば「薬の効果の説明」や「服薬の説明」などをマスターしましょう。

またここでは医療処置において適切に説明の上、患者さんから確認・了承を得られるようにすることも目標にしています。特に医療処置の中でも「注射」や「点滴」など使用頻度が高い処置に関しては、ぜひこの章で学びましょう。他にもChapter 5で学んだ「患者さんの確認・了承を得る言葉」（p.66）も会話集を通して活用する機会があるためぜひ復習もしましょう。

---

scene 薬剤効果の説明
～ Explaining the Effect of Medications

詳しくはこちら

This medicine will help with your（症状*、病名**、臓器名***）.
この薬は（症状*、病名**、臓器名***など）を改善してくれるお薬です。

詳しくはこちら

＼症状のリスト集／

痛み	pain	便秘	constipation
吐き気	nausea	消化不良	indigestion
熱	fever	皮疹、発疹	rash
かゆみ	itching	こわばり	stiffness
睡眠	sleep	排尿症状	urinary symptoms
咳	cough	不安症状	anxiety
痰	phlegm	てんかん発作	seizure
鼻水	runny nose	興奮症状	agitation
下痢	diarrhea	うつ症状	depression

 ＊症状については上記の「症状のリスト集」を参照
 ＊＊病名についてはChapter 3の「メジャーな疾患の病名リスト」を参照（p.25）
＊＊＊臓器名についてはChapter 4の「身体部位のリスト集」を参照（p.35）

詳しくはこちら

＼ 薬剤の剤形早見表 ／

錠剤	tablet	ローション	lotion
カプセル	capsule	ゲル	gel
トローチ	lozenge	点眼薬	eye drops
粉薬	powder	点耳薬	ear drops
水薬	liquid medicine	点鼻薬	nasal drops/spray
シロップ	syrup	うがい薬	gargle medicine
外用薬	topical medication	座薬	suppository
クリーム	cream	湿布薬	plaster（patch）
軟膏	ointment	吸入薬	inhaler

---

scene 服薬の説明

~ Explaining How to Administer Medications

詳しくはこちら

Chapter 6

服薬方法の説明

Please take 2 tablets 3 times a day for the next 7 days.
これから7日間、この薬を1日3回、1回2錠、内服してください。

詳しくはこちら

＼ 服薬における回数の表現 ／

1回	once
2回	twice
3回	three times
4回	four times

Take this medicine before breakfast/after dinner.
この薬は朝食の前/夕食の後に服用してください。

Please take this medicine with plenty of water.
この薬はたっぷりの水と一緒に服用してください。

Please dilute this medication with 100ml of water and take 5ml of the medication 3 times daily.
この薬は100mLの水で薄めて、1日3回、1回に5mLを服用してください。

頓服の指示

Please take 2 tablets when you have the pain*, up to 4 times daily.
痛みがある場合は2錠、1日4回を限度に服用してください。

Please use this medication when required up to 3 times daily.
この薬は1日3回まで、必要なときにお使いください。

One point | *前記「症状のリスト集」（p.82）を応用することで、さまざまな主訴に対応が可能となります。

点眼薬の指示

Please use your eye drops, 2 drops 3 times daily.
この点眼薬は1日3回、1回に2滴使用してください。

吸入薬の指示

Please use your inhaler, 2 puffs twice daily.
この吸入薬は1日2回、1回に2吸入使用してください。

皮膚外用薬の指示

Please apply this cream over the affected area 4 times daily.
このクリームを患部に1日4回塗布してください。

Please apply this plaster（patch）once daily over the affected area.
この湿布を患部に1日1回使用してください。

座薬の指示

Please insert the suppository from your back passage* once daily.
座薬を肛門に1日1回入れてください。

One point | *肛門は医学用語で "rectum" ですが、患者さんには "back passage" のほうがわかりやすいです。

scene 副作用の説明

～ Explaining the Side Effect of Medications

If you have any issue with the medication, please feel free
to contact your doctor any time.
お薬について何か問題がある場合はいつでもお気軽に医師にご相談ください。

This medication may cause drowsiness, so please be careful if you are
driving or operating machinery.
この薬は眠気を催すことがあるので、運転や機械の操作をする場合には注意してください。

This medication may upset your stomach, so please stop the medication
if you start to get indigestion symptoms.
この薬は胃を荒らす恐れがあるので、もし消化不良の症状が出始めたら薬を中止してください。

This cream may irritate your skin. If this is too much for you, please
consult your doctor.
このクリームは皮膚を刺激することがあります。もし耐えられない場合は医師に相談してください。

詳しくはこちら

\ 点滴と注射の種類 /

	補液	drip
点滴の種類	水分（生理食塩水などを含めた）	fluid
	輸血	blood transfusion
	静脈栄養	parenteral nutrition
	抗菌薬点滴	antibiotics drip
注射の種類	筋肉注射	intramuscular injection
	皮下注射	subcutaneous injection
	皮内注射	intradermal injection
	静脈内注射	intravenous injection

＼医療手技の種類／

採血	blood collection*
血糖測定	blood sugar testing
ワクチン接種	vaccination
腰椎穿刺	lumbar puncture
骨髄生検	bone marrow biopsy
全身麻酔	general anesthesia
局所麻酔	local anesthesia
硬膜外麻酔	epidural anesthesia
縫合	suture
抜糸	suture removal
経鼻胃管	nasogastric tube
尿道カテーテル	urinary catheter
動脈血ガス	arterial blood gas
腹腔穿刺	abdominal paracentesis
中心静脈カテーテル	central venous catheter
気管挿管	endotracheal intubation
胸部ドレーン	chest drain
胸腔穿刺	pleural aspiration

One point ｜ ＊採血は、この他に "blood sampling"、"phlebotomy" など、さまざまな表現があります。

英語診療の実践！　会話・フレーズから学ぶ

scene 服薬の説明
〜 Explaining How to Administer Medications

詳しくはこちら

服薬における事前説明

These are your antibiotics. The doctor would like you to take 1 tablet 3 times a day for the next 7 days.

こちらがあなたの抗生剤です。医師が、今後7日間、1日3回、1錠ずつ服用してください とのことです。

Please take these tablets after each meal with plenty of water.

毎食後、たっぷりのお水と一緒にこちらの錠剤を服用してください。

This is the new medication prescribed by your doctor today to help you with your sleep.

こちらは睡眠を改善するために医師から処方された新しい薬です。

Please apply this cream once daily over the itchy skin area.

このクリームを1日1回、皮膚のかゆい部分に塗ってください。

頓服薬開始の説明

If you feel pain please let us know so we could provide you with some medication.

痛みが生じた場合はお薬を準備するのでお申し出ください。

If you are struggling to sleep at night, do let the nursing staff know so we could provide you with medications to help you to get to sleep.

もし夜眠れないようでしたら睡眠薬を準備できますので看護スタッフにお申し出ください。

Use this inhaler 2 puffs up to 4 times per day when you feel short of breath.

息切れがした場合はこの吸入薬を1回2吸入、1日4回まで使用してください。

scene 筋肉注射

～ Performing Intramuscular Injections

I am going to do a vaccine for COVID-19. This is going to be an injection in the muscles on your shoulder.

コロナウイルスのワクチン接種を行いますね。肩の筋肉への注射になります。

Could you roll your shirt* up to your shoulder for me?

肩までシャツの袖をまくり上げていただけますか？

Are you allergic to alcohol wipes?

アルコール綿に対するアレルギーはありますか？

There is going to be a sharp scratch.

チクッとしますよ。

Do you feel any numbness in your arms at all?

腕のしびれは感じますか？

That's all done, thank you.

以上です、ありがとうございます。

Please stay seated outside the room for the next 15 minutes or so.

部屋の外で15分ほど座っていてください。

If you feel unwell, short of breath or develop a new rash then please let us know as soon as possible.

気分が悪くなったり、息切れがしたり、新たな発疹が生じたりした場合にはできるだけ早く私たちに教えてください。

One point | * "roll your shirt up" は「袖をまくり上げて」というフレーズなので覚えておきましょう。

scene 点滴開始
～ Starting IV drips

補液の説明

Hello, I'm going to give some fluid through your blood vessels.
こんにちは、血管に水分を補給するために点滴を開始しますね。

This is to help you to keep up with the fluid intake while you are not feeling well. Is this OK?
これは体調が悪い間、水分摂取量を保つためのものです。よろしいでしょうか？

抗菌薬点滴の説明

I would like to start your antibiotics drip. Are you allergic to any antibiotics?
抗菌薬の点滴を開始したいと思います。抗菌薬に対するアレルギーはありますか？

輸血点滴の説明

I would like to start you on blood transfusion.
輸血を開始したいと思います。

This would help you to top up your blood while your blood is thin. Is this OK?
血液が薄い間、これで血液を補充することができます。よろしいでしょうか？

静脈栄養の説明

I would like to start you on total parenteral nutrition（TPN）.
中心静脈栄養を開始したいと思います。

This would help you to keep up with your nutrition while you are unable to eat through your mouth. Is this OK?
口から栄養が摂れない間、これで栄養を補給することができます。よろしいでしょうか？

If you start to develop a new rash, shortness of breath, or stomachache after starting your drips, please do let us know.

点滴開始後に新たな皮疹（発疹）、息切れ、腹痛が生じた場合はお知らせください。

I am going to take the line out of your arm. Is this OK?*

腕の点滴を抜きますね。よろしいでしょうか？

One point ｜ ＊アメリカ英語では点滴は "IV"、"IV drip"、"drip" などと表現します。"IV" は "intravenous"（静脈内の）の略です。"drip" はポタポタ滴るという意味です。イギリス英語では点滴は "line" や "cannula" などと表現します。

Memo

診断と治療の説明

~外来診療で必要なフレーズ~

Chapter 7 診断と治療の説明
～外来診療で必要なフレーズ～

「問診は英語でなんとかできても、その後の診断や治療の説明は苦手」と感じられる日本人医療者は少なくありません。そこでここでは定型的なフレーズを組み合わせながら、「診断」（病因、影響、予後）と「治療方針」（薬剤治療、入院、再診、紹介など）の説明を過不足なくこなせるようになっていただきたいと思います。

また診断の説明の場面では感情的になる患者さんも少なくないため、そういった感情にも配慮できるような「告知の技術」も本章を通して学んでください。

他にも外来診療において英語での「締めの言葉」は迷われる医療者もいるでしょう。その際には本章で示したフレーズをぜひ参考にしてください。

scene 診断の説明開始
～ Explanation of the Diagnosis

詳しくはこちら

Your test* results are now back.
検査結果が返ってきました。

The test results suggest that you have（診断名**）.
検査の結果、（診断名**）が疑われます。

*検査名についてはChapter 5の「検査名称リスト集」を参照（p.68）

**診断名についてはChapter 3の「メジャーな疾患の病名リスト」を参照（p.25）

scene 病因の説明
～ Explaining the Cause of the Illness

詳しくはこちら

（診断名*）is usually caused by（因子**）.
（診断名*）は大抵（因子**）によって起こります。

（診断名*）is usually worsened by（因子**）.

（診断名*）は通常（因子**）によって悪化します。

（診断名*）is usually associated with（因子**）.

（診断名*）は通常（因子**）と関連しています。

*診断名については Chapter 3の「メジャーな疾患の病名リスト」を参照（p.25）
**因子については下記の「因子のリスト集」を参照

詳しくはこちら

\因子のリスト集 /

喫煙	smoking
運動不足	lack of exercise
偏った質の低い食事	poor diet
座りがちで運動不足の生活	sedentary lifestyle
不動性	immobility
肥満	obesity
姿勢が悪い	poor posture
栄養失調	nutritional deficiency
荷重	weight bearing
不眠	lack of sleep
仕事のストレス	stress at work
家庭のストレス	stress at home
摩耗、（体の）衰え	wear and tear

Chapter 7

scene 診断の影響の説明

~ Explaning the Effect of the Disease

詳しくはこちら

This condition can cause（症状*）.

この状態は（症状*）を引き起こす可能性があります。

This condition can contribute to（症状*）.

この状態は（症状*）の一因になる可能性があります。

This condition has an effect on your（臓器名**）.

この状態はあなたの（臓器名**）に影響を及ぼします。

This condition can damage your（臓器名**）.
この状態はあなたの（臓器名**）に害を与える可能性があります。

*症状については Chapter 6 の「症状のリスト集」を参照 (p.82)
**臓器名については Chapter 4 の「臓器名リスト集」を参照 (p.36)

詳しくはこちら

scene 悪い知らせを告知するときのフレーズ

～ Common Phrases Used for Breaking Bad News

I am afraid it is not good news.
残念ですが、あまり良いお知らせではありません。

I'm afraid I have some bad news for you.
残念なことをお知らせしなければなりません。

This condition would be very difficult to treat.
この状態を治療するのは非常に難しいです。

I wish there was something more we could do for you.*
もっと何か他に私たちができることがあれば良いのですが。

One point | *治療が困難な症例でも患者さんに「寄り添うためのフレーズ」ですのでぜひ覚えておきましょう。

詳しくはこちら

scene 治療方針の説明

～ Explanation of Treatment Options

　治療の説明に関しては Chapter 5 で学んだ「患者さんの確認・了承を得る言葉」（p.66）をまずは復習・応用してください。具体的には "We would like to…" や "We would like you to…" を活用しながら治療の説明を構成すると、効率よく治療の説明ができるため、ぜひ活用してください。

We would like to do further testing to confirm your diagnosis.
診断を確定するために更に検査をしたいと思います。

We would like to start your medication today.
今日から薬を始めたいと思います。

We would like to follow you up in the next 2 months at our outpatient clinic to monitor your condition.

経過観察のために2か月後に外来でフォローをしたいと思います。

We would like to offer you another appointment in 4 weeks. Is this OK?

4週間後に再度ご予約を取りたいと思います。よろしいでしょうか?

We would like to refer you to the department of (科の名称*) today. Is this OK?

今日は(科の名称*)科に紹介したいと思います。よろしいでしょうか?

*科の名称についてはChapter 2の「各診療科の名称」を参照(p.12)

We would like to offer you an operation in order to treat this condition. Is this OK?

この病気には手術をお勧めしたいと思います。よろしいでしょうか?

We would like to admit you to our hospital today for (治療名*). Is this OK?

(治療名*)のため今日入院していただきたいと思います。よろしいでしょうか?

*治療名については下記の「治療名のリスト集」を参照

詳しくはこちら

\ 治療名のリスト集 /

更なる治療	further treatment
集中的な治療	intensive treatment
経過観察	observation/monitor condition
詳細な検査	detailed investigations
抗生物質の静脈内投与	IV antibiotics
手術	operation
化学療法	chemotherapy
放射線療法	radiotherapy

scene 説明後の締めの言葉

~ Pharses Used for Closing the Consultation

Do you have any questions about your diagnosis?

診断に関して質問はありますか？

Do you have any questions about your treatment?

治療に関して質問はありますか？

Is there anything that you are not sure about?

何かよくわからない点はございますか？

If you have any questions, please feel free to let us know any time.

もし質問がございましたら、いつでもお気軽にお知らせください。

We will work together to find the best treatment for you.

最適な治療法を一緒に考えていきましょう。

英語診療の実践！　会話・フレーズから学ぶ

scene 腎盂腎炎の説明

~ Explaining the Diagnosis of Kidney Infections

医師：Good morning, your results are now back. Your CT shows that your right kidney is swollen with some areas of surrounding inflammation.

おはようございます。検査結果が返ってきました。CTでは、右の腎臓が腫れていて、周囲に炎症が見られます。

患者さん：I see, is that why I have been having a fever and back pain for the last 2 days?

そうなのですね、だからこの2日間発熱と背中の痛みがあったのでしょうか？

医師: Yes, the test results suggest that you have a kidney infection and this is why you have been having a fever.

はい、検査の結果、腎臓の感染症が疑われ、そのため発熱が続いています。

患者さん: What causes the kidney infection? I have never had this before.

腎臓の感染症の原因は何でしょうか？ 今まで一度もなったことがないのですが。

医師: Kidney infection is often associated with diabetes. It is also relatively more common in women too.

腎臓の感染症は糖尿病と関連していることが多いです。また女性に比較的多くみられます。

患者さん: I see, so what do I do now?

わかりました、ではどうすればよろしいでしょうか？

医師: Kidney infection can potentially spread to your blood stream and make you feel really unwell. We would like to admit you to our hospital today for IV antibiotics treatment. Is this OK?

腎臓の感染症は血液中に広がり、体調をかなり悪くさせる恐れがあります。今日入院して、抗菌薬の点滴治療をしたいと思います。よろしいでしょうか？

患者さん: Yes. Do you have any idea how long the admission is?

はい。入院はどれくらいの期間になるかわかりますか？

医師: If all is well, it should be about one week. It could vary depending on your progress.*

順調にいけば約1週間くらいのはずです。進捗状況によっては変わるかもしれません。

患者さん: I see, thank you.

わかりました、ありがとうございます。

One point | *「入院期間」に関しては必ずと言ってよいほど外国人患者さんからは質問される項目なので、このフレーズを覚えておくと便利です。

詳しくはこちら

scene 肺がんの説明

～ Explaining the Diagnosis of Lung Cancer

医師：I am afraid it is not good news.

残念ですが、あまり良いお知らせではありません。

患者さん：Was it the result of the CT?

CTの結果でしょうか？

医師：Yes, if you recall, you have been having a cough for some time now. Your CT today showed a mass on the right base of your lung.

はい、振り返ると、今までかなり長い間、咳が出ていましたね。今日のCTでは右肺の下部に腫瘍が認められます。

患者さん：I see, is it serious, doctor?

そうなのですね、深刻なのでしょうか？

医師：I am afraid so….*

残念ながらそのようです…。

患者さん：OK, is it cancer?

そうですか、がんでしょうか？

医師：Yes, it appears that this could be cancer. We would like to do more testing to confirm your diagnosis. We would like to do an endoscopy test through your airway to take a biopsy of the mass seen in your lung. Is this OK?

そうですね、がんの可能性があります。診断を確定するために更に検査をしたいと思います。内視鏡を気道に通して、肺にみられる腫瘍の生検をしたいと思います。よろしいでしょうか？

患者さん：Yes, but is this cancer treatable?

はい、でもこのがんは治療できるのでしょうか？

医師：It will be difficult to treat but we will work together to find the best treatment once we have more information about your diagnosis.

治療は難しいですが、診断の詳細がわかり次第、最適な治療法を一緒に考えていきましょう。

患者さん：What do we do now then?

では、これからどうすればよいでしょうか？

医師：Yes, let me organize this endoscopy test called bronchoscopy today and I shall see you at outpatient clinic in 2 weeks' time to discuss the result of the biopsy.

そうですね、今日は気管支鏡検査と呼ばれる内視鏡検査を手配しますね、そして生検の結果についてお話しするために2週間後に外来でお会いしましょう。

患者さん：I understand.

わかりました。

医師：Is there anything that you are not sure about?

何かよくわからない点はございますか？

患者さん：No. I really appreciate your help.

ないです。本当にどうもありがとうございました。

One point ｜ ＊このフレーズは「告知」の上で頻繁に活用できますので覚えておきましょう。

Memo

患者介助や援助

～医療者に必要な声かけから介助まで～

Chapter 8 | 患者介助や援助
～医療者に必要な声かけから介助まで～

近年、外国人在住者の増加に伴い、外国人患者さんの中でも高齢者が増えつつあります。そのため職種に関わらず、入院や外来で、外国人患者さんの介助・援助が日本人患者さん同様に求められてきています。ここでは頻度の高い「声かけ」から「ベッドでの介助」、「歩行、トイレや車いすでの介助」などさまざまな状況下で必要となるフレーズをまとめました。

---

scene 困っている患者さんへの声かけをしたいとき

詳しくはこちら

~ Offering Assistance to Patients Requiring Help

Is everything all right/okay?
大丈夫ですか?

Would you like some help? / May I help you?
お手伝いしましょうか?

▌英語診療の実践! 会話・フレーズから学ぶ▐

scene 感謝の気持ちを伝えたいとき

詳しくはこちら

~ Expressing feeling of appreciations

Thank you very much.
どうもありがとうございます。

Thank you so much for helping me today.
本当にありがとうございました。

I really appreciate your help.
お手伝いいただき本当に感謝しています。

One point | 上から順にていねいな言葉づかいになります。

詳しくはこちら

scene 「どういたしまして」と伝えたいとき
〜 Responding to the words of gratitude

No worries.
気にしないでください。

You're welcome.
どういたしまして。

It's my pleasure.
喜んで。

詳しくはこちら

scene 食事介助
〜 Assisting with Feeding

What would you like to have for breakfast/lunch/dinner?
朝ごはん / 昼ごはん / 夜ごはんは何を召し上がりますか?

Breakfast/lunch/dinner will be served at 8:00 am every day.
朝ごはん / 昼ごはん / 夜ごはんは毎日8時に配膳されます。

Here is your breakfast/lunch/dinner.
どうぞ、こちらが朝ごはん / 昼ごはん / 夜ごはんです。

Would you like me to assist you with your feeding today?
今日お食事のお手伝いをしましょうか?

Do you have any allergies to food?
何か食べ物に対するアレルギーはありますか?

What would you like for drinks today?
今日は何を飲みますか?

Chapter 8

Would you like some more water?

もう少しお水をお飲みになりますか？

Are you finished with your meal?

お食事は終わりましたか？

Would you like me to take your tray away?

お膳を下げましょうか？

scene ベッドからの移動介助

詳しくはこちら

～ Assisting with Patient's Transfer from Bed

Would you mind sitting up for me?

起き上がり、座っていただけますか？

Do you mind sitting on the side/end of the bed for me?

ベッドの脇/端に座っていただけますか？

Would you like to transfer from your bed to the chair?

ベッドから椅子に移りますか？

Could you hold onto the handrail while you stand up?

手すりにつかまりながら立ち上がれますか？

scene トイレや入浴介助

詳しくはこちら

～ Assisting with Patient's Toileting and Bathing

Let me help you to get a bedpan/commode.

差し込み便器/尿器をお持ちしますね。

When you would like to go to the bathroom, please press this button so one of us can assist you.

お手洗いに行きたい場合は、私たちがお手伝いできるようこのボタンを押してください。

I would like to give a quick wipe to clean your body, is this OK?

体を綺麗にするために軽く拭きますね、よろしいでしょうか？

Here are some warm towels to wipe your body.

体を拭くための温かいタオルです。

scene 車椅子からの患者移動
～ Transferring Patient from the Wheelchair

詳しくはこちら

I will be moving your leg onto the foot rest, is that OK?

足をフットレスト（足置き）に移動しますね、よろしいでしょうか？

I am unlocking the wheel locks now.

車輪のストッパーを解除しますね。

I am leaning you back.

背中を後ろに倒しますね。

scene 歩行介助
～ Assisting Patient's Walking

詳しくはこちら

We are going forward.

前に進みますね。

We are going to stop now.

止まりますよ。

There is a step in front of you. Please be careful.*

前に段差があります。お気を付けください。

There are stairs in front of you.

前に階段があります。

Would you like to take the escalator or elevator?**

エスカレーターかエレベーターにお乗りになりますか？

It has been a pleasure assisting you today.***

今日はお手伝いができてうれしかったです。

One point

* "Be careful of your steps, there is a small gap in front of you."「足元にお気を付けて、目の前に小さい隙間があります。」などと段差について詳細に伝えると、安全に歩行できます。

** アメリカ英語 = elevator
イギリス英語 = lift

*** 最後にこのように付け加えるだけで好印象になるのは間違いないでしょう。

Memo

入院時のケア

~入院中のあいさつ、状態確認、
食事や嚥下評価、課題抽出まで~

Chapter 9 入院時のケア
～入院中のあいさつ、状態確認、食事や嚥下評価、課題抽出まで～

入院中のケアに要する英語は多彩な一方で、定型化されたあいさつや質問項目があるのも事実です。

ここでは英語フレーズの中でも実際の臨床現場で「頻度が高く」、「多方面で応用」が可能なフレーズをまとめています。まずはその定型的なフレーズを学び、本章で実際に会話で聞きながら応用できるようになりましょう。

---

scene 医療者の回診時におけるあいさつ

～ Greeting During the Ward Rounds

Good morning/afternoon/evening. How are you feeling today?
おはようございます／こんにちは／こんばんは。今日の体調はいかがですか？

詳しくはこちら

---

scene 患者さんの現在の課題を聞く

～ Asking About Patient's Current Problems

Is anything troubling you at the moment?
今何か困っていることはありますか？

Is there anything that I could help you with?
何かお手伝いできることはありますか？

詳しくはこちら

---

scene 回診時における患者さんの状態の確認

～ Checking Patient's Conditions During the Ward Rounds

How is your（症状*）today?
今日の（症状*）はいかがですか？

詳しくはこちら

On a scale of 1 to 10, 10 being the most painful, how bad is your pain today?

今日の痛みは1〜10の間で、10が一番痛いとしたらどのくらいひどいでしょうか？

＊症状については下記の「回診中に確認するべき症状リスト」を参照

詳しくはこちら

\ 回診中に確認するべき症状リスト /

痛み	pain
嘔気、吐き気	nausea
浮腫	swelling
筋力低下	weakness
しびれ	numbness
息切れ	shortness of breath
皮疹、発疹	rash
潰瘍	ulcers
褥瘡、床ずれ	bed sores
食欲	appetite
飲むこと、飲酒	drinking
排便	bowel movement
尿	urine

---

scene 患者さんが現在困っているか否かの確認

〜 Checking if the Patient Has Any Current Issues

詳しくはこちら

Is there anything that you are unsure about at the moment?

現時点でご不明な点はありますか？

What can we do to make you feel better today?

気分が良くなるために何か私たちにできることはありますか？

Please let us know if there is anything that we can do to make you feel better.

気分が良くなるために何か私たちにできることがあればお知らせくださいね。

＼ 病棟内の物品 ／

聴診器	stethoscope
血圧計	blood pressure machine
血中酸素濃度測定器（パルスオキシメータ）	pulse oximeter
体温計	thermometer
体重計	scale
手袋	plastic gloves
吸引器	suction pump
検眼鏡	ophthalmoscope
耳鏡	otoscope
打診器	tendon/reflex hammer
電子カルテ	electronic medical record

英語診療の実践！　会話・フレーズから学ぶ

scene 患者状態の確認の基礎フレーズ

〜 Checking the Patient's Condition, The Basics

How is your shortness of breath today?

今日の息切れの具合はどうですか？

How many times did you go to pee or poo yesterday?＊

昨日は何回排尿または排便しましたか？

What was your stool like today or yesterday? What about the color or consistency?

今日または昨日の便はどのような状態でしたか？　色または硬さはどうでしたか？

One point | ＊"How many times did you move your bowel?"「何回排便しましたか？」など同様の表現も
あるので覚えておきましょう。

scene 術後患者さんの状態の確認

～ Checking on the Patient's Condition Post-Operatively

看護師：Good morning, how are you feeling this morning?

おはようございます、今朝の体調はいかがですか？

患者さん：Not so great, I feel really sick this morning.

あまり良くないです、今朝はもの凄く気分が悪いです。

看護師：I am sorry to hear that. How many times did you vomit last night?

それは大変ですね。昨夜は何回吐きましたか？

患者さん：I vomited 3 times last night. I completely lost my appetite too.

昨夜は3回吐きました。食欲も全くなくなりました。

看護師：How much of the breakfast did you manage to finish this morning?

朝食はどのくらい食べられましたか？

患者さん：I ate about 10% of the breakfast this morning.

今朝の朝食は1割ほど食べました。

看護師：I see, what was your last stool like?

そうですか、最後に出た便はどのような状態でしたか？

患者さん：I had one diarrhea last night but that's all.

昨夜一度下痢をしましたが、それだけです。

看護師：How about your urine? How many times did you go to pee yesterday?

排尿はいかがですか？　昨日は何回くらい排尿をしましたか？

患者さん：I went to pee 5 times yesterday but there hasn't been any change in my urine.

昨日は5回排尿をしましたが、特に尿に変化はありません。

看護師：How strong is your pain this morning on a scale of 0 to 10, 10 being the most painful.

今朝の痛みの強さは0〜10で、10が一番痛いとしたらどのくらいですか？

患者さん：It is about 6.

6くらいです。

看護師：I see, is there anything that I could help you with this morning?

なるほど、今朝何かお手伝いできることはありますか？

患者さん：Yes, could you ask the doctor to improve my pain control? I think I could do with more painkillers.

はい、医師に痛みのコントロールを改善するようにお願いできますか？ もっと痛み止めが必要だと思います。

看護師：Sure, no problem. Let me get back to you once I speak to the doctors.

もちろんです。医師に話した後にまたお伝えしますね。

患者さん：Thank you.

ありがとうございます。

看護師：You're welcome.

どういたしまして。

詳しくはこちら

scene 嚥下障害の評価

～ Assessment of Patient's Swallowing

Do you have any trouble swallowing solid food?

固形物を飲み込む際に何か問題はありますか？

Do you have any trouble swallowing liquid? How about the thickened fluid?*

水分を飲み込む際に何か問題はありますか？　とろみ付きの水はいかがでしょうか？*

Could you try to sip this water for me?

このお水を一口飲んでみていただけますか？

＊食事形態の表現は下記を参照

詳しくはこちら

＼ 食事形態の表現 ／

固形食	solid food
流動食	liquid food
柔らかい食	softened food
とろみ食	thickened food
低カロリー食	low calorie food
経口摂取不可	nil by mouth*

One point ｜ ＊患者が経口摂食が不可能な場合、医療現場では "This patient is nil by mouth" などと表現します。

Chapter 9

scene 食事評価

～ Feeding assessment

Do you have any food preferences?

食べ物の好みはありますか？

Are you a vegetarian or a vegan? *

ベジタリアン（菜食主義者）またはヴィーガン（完全菜食主義者）ですか？

One point | ＊ベジタリアンとヴィーガンの違いはご存知でしょうか。
ベジタリアンは肉や魚などは摂食しませんが、卵や牛乳などは食べられます。
ヴィーガンはさらに制限が厳しく、卵、牛乳などの動物成分を含んだ食べ物も摂食しません。

Memo

退院患者さんのケア

~確認事項や退院指示など~

退院患者さんのケア
～確認事項や退院指示など～

「慣れない日本での入院は不安」と感じている外国人は少なくないといわれています。例えば訪日外国人患者さんは日本の保険を保持していないため、入院の際には高額になることも多く、時に金銭的なトラブルの原因になることも想定されます。また日本の平均在院日数は諸外国と比較しても突出して長く、「できるだけ入院期間を制限したい」外国人患者さんも少なくありません。

こうした外国人患者さんの不安に真摯に向き合い、少しでも退院前に英語を使って簡単に説明するだけでも、患者さんの満足度はグッと上がるでしょう。

詳しくはこちら

＼ 退院時に必要な用語集 ／

退院日	discharge date
退院サマリー	discharge summary
退院処方薬	discharge medication
早期の退院	early discharge
入院日	admission date
紹介状	referral letter
診断書	medical certificate
入院処方	inpatient prescription
外来再診予約	outpatient follow-up appointment
かかりつけ医	primary care doctor
面会者	visitor
介護者	carer
近親者	next of kin
リハビリ	rehabilitation
時間外	out of hours

英語診療の実践！ 会話・フレーズから学ぶ

scene 退院時の確認事項
~ Hospital Discharge Checklist

詳しくはこちら

Your discharge date is going to be on this Tuesday morning.
退院日は今週火曜日の朝の予定です。

On the day of your discharge, could you tell me who is coming to pick you up?*
退院日にはどなたがお迎えに来るか教えていただけますか？

Our doctor would like to follow you up at the outpatient clinic 2 weeks after your discharge. Is this OK?
退院の2週間後に医師が外来で経過観察をしたいと思っています。よろしいでしょうか？

The doctor would like to follow you up at our respiratory medicine outpatient clinic after your discharge.
退院後に呼吸器内科外来で医師が経過観察を行いたいと考えています。

Here is your discharge summary and your discharge medications. Please take this back to your primary care doctor for more medications.
こちらが退院サマリーと退院処方薬です。こちらをかかりつけ医に渡し、お薬をもらってください。

One point | *もし家族が迎えに来るかわからない場合は "Who is your main carer/next of kin?" とメインの介護者や近親者の確認をしましょう。

Chapter 10

117

scene 術後患者さんの退院前の指示

~ Discharge Instructions for Post-Operative Patients

患者さん：I am going home in 2 days' time. What medications should I take?

退院まであと2日です。薬は何を飲めばよいでしょうか？

医師：We would like you to continue with your usual medications that you were on before. In addition, we would like you to take oral antibiotics called cephalexin for the next 7 days after your discharge.

以前から服用していた薬を継続してください。それに加えて、セファレキシンという経口抗生物質を退院後7日間服用してください。

患者さん：I see, do I have any dietary restrictions?

わかりました。何か食事の制限はありますか？

医師：No, you can eat your usual food.

いいえ、食事に関してはいつもどおりとっていただいて大丈夫です。

患者さん：Do I have a follow-up outpatient appointment, and if so when will the appointment be?

再診のための外来予約はありますか、もしあれば予約はいつでしょうか？

医師：We have an outpatient appointment with your surgeon Dr. Teruo on the 6th of February at 10 am. Is this OK?

2月6日の午前10時に外科のテルオ先生との外来予約があります。よろしいでしょうか？

患者さん：Yes, that's fine thanks. Also, what symptoms should I watch out for?

はい、それで大丈夫そうです。それと退院後、注意すべき症状は何ですか？

医師：If your stomach pain gets any worse or your wound starts to look red or discharging a lot of pus, then please contact a doctor ASAP.

もし腹痛がひどくなったり、傷口が赤くなったり、膿がたくさん出てきたりするようでしたら、すぐに医師にご連絡ください。

患者さん：Who do I contact if I feel unwell?

もし体調が悪くなった場合はどこに連絡すればいいですか？

医師：You could contact our international office during the weekdays. If it is out of hours, please attend our accident and emergency department.

平日であれば国際室にご連絡ください。時間外であれば、救急外来にお越しください。

患者さん：Thank you.

ありがとうございます。

Memo

救急患者さんへの対応

～救急の一般的な質問から
意識障害の患者さんの評価まで～

救急患者さんへの対応
～救急の一般的な質問から意識障害の患者さんの評価まで～

救急では医療者の迅速な評価がときに患者さんの命を救うこととなります。近年訪日外国人旅行者も増える中、外国人患者さんが救急を受診することも珍しくはありません。ここではさまざまな緊急度が高い患者さんを想定したフレーズ・会話をまとめており、ぜひ現場でも活用してください。

詳しくはこちら

scene 外傷救急患者さんへの一般的な質問

～ General Questions for Trauma Patients Attending Accident And Emergencies

外傷救急トリアージでは下記の「AMPLE」を活用し、最低限必要な情報を素早く情報収集できるようにしましょう。

- Allergies：Do you have any allergy to medications or food?
  アレルギー：薬や食べ物に対するアレルギーはありますか？

- Medications：Do you take any regular medications?
  薬：定期的に内服している薬はありますか？

- Past medical history：Do you have any medical problems?
  既往歴：何かこれまで病気はされましたか？

- Last meal：When did you last eat or drink?
  最後の食事：最後に飲食されたのはいつですか？

- Events surrounding injury：Tell us how you injured yourself?
  ケガを取り巻く出来事：どうやってケガをされたか教えてください。

詳しくはこちら

scene 意識障害の患者さんの評価

～ Assessment of Patients With Reduced Consciousness

開眼の評価

Could you open your eyes for me?
目を開けていただけますか？

I am just going to pinch your finger tip.
指先をつまみますね。

運動反応の評価

Could you grip my finger for me?
私の指を握ってくれますか？

言語反応の評価

Hello, do you know who I am?
こんにちは、私が誰だかわかりますか？

Do you know where this is?
ここがどこかわかりますか？

What day of the week is it today?
今日は何曜日ですか？

意識障害の患者さんの評価：GCS（グラスゴー・コーマ・スケール）*

E：eye opening（開眼）	
4点	自発的に開眼
3点	呼びかけにより開眼
2点	痛み刺激により開眼
1点	痛み刺激でも開眼しない
V：best verbal response（最良言語反応機能）	
5点	見当識あり
4点	混乱した会話
3点	不適当な発語
2点	理解不明の音声
1点	発語なし
M：best motor response（最良運動反応）	
6点	命令に応じる
5点	疼痛部位を認識する
4点	痛み刺激から逃避する
3点	痛み刺激に対して屈曲運動を示す
2点	痛み刺激に対して伸展運動を示す
1点	痛み刺激 に対して反応なし

One point ｜ ＊日本ではJCSが意識障害の患者さんの評価には使用されますが、欧米ではGCSが使用されることが多いです。

詳しくはこちら

scene トリアージで緊急性が高いと判断された患者さんへの言葉がけ
〜 Speaking to Patients Already Triaged as "Urgent"

You are not looking too well at the moment, let me take you to the emergency room straight away.

今あまり具合が良くなさそうなので、すぐに緊急治療室にお連れしますね。

Could we have the phone number of someone close to you in case of emergencies?

緊急時のためにどなたか親しい方の電話番号をいただけますか？

I'm afraid I'm going to cut clothing so we can assess your injury more fully, is this OK?

すみませんが、ケガの状態をより詳しく評価するために洋服を切りますね、よろしいでしょうか？

英語診療の実践！ 会話・フレーズから学ぶ

詳しくはこちら

scene 頭部外傷の患者さんのトリアージ評価
〜 Triaging Patient with a Head Injury

看護師： Good evening, tell us how you injured yourself?
こんばんは、どのようにケガをされたか教えていただけますか？

患者さん： I fell from a ladder while I was working on my rooftop 2 hours ago. I hit my head on the ground.
2時間前に屋根の修繕中にハシゴから落ちました。地面に頭を打ちました。

看護師： Oh dear, could you tell me what happened straight after the fall?
大変でしたね、落ちた直後はどうだったか教えていただけますか？

Chapter 11

患者さん： I got up and I found that the back of my head was bleeding, so I called the ambulance. Now I have a really bad headache and nausea.

起き上がって、後頭部が出血していることに気づいたので救急車を呼びました。今はひどい頭痛と吐き気があります。

看護師： How high did you fall from?

どのくらいの高さから落ちたのですか？

患者さん： I fell about 3m from the ground.

地面から3mくらいの高さから落ちました。

看護師： Do you have any neck ache?

首の痛みはありますか？

患者さん： No.

ないです。

看護師： I see, do you have any medical problems?

何か病気はありますか？

患者さん： Yes, I have high cholesterol.

はい、コレステロールが高いです。

看護師： Do you take any regular medications?

定期的に飲まれている薬はありますか？

患者さん： I take atorvastatin but that's all.

アトルバスタチンを飲んでいるだけです。

看護師： Do you have any allergy to medications or food?

薬や食べ物に対するアレルギーはありますか？

患者さん： Yes, I am allergic to aspirin. I develop a rash if I take aspirin.

アスピリンアレルギーがあります。アスピリンを服用すると皮疹（発疹）が出ます。

看護師：When did you last eat or drink?

最後に飲食されたのはいつですか？

患者さん：I had my dinner at around 6 pm tonight.

今夜午後6時頃に夕食を食べました。

看護師：OK, could we have the phone number of someone close to you in case of emergencies?

緊急時のためにどなたか親しい方の電話番号をいただけますか？

患者さん：Sure, my wife's phone number is 0897898000.

もちろんです、妻の電話番号は0897898000です。

看護師：I am just going to ask you a series of questions to make sure your brain function is working OK. Do you know who I am?

これから脳がちゃんと機能しているかどうか評価するため、いくつか質問しますね。私が誰だかわかりますか？

患者さん：Yes, you are a nurse.

はい、看護師さんです。

看護師：Do you know where this is?

ここがどこかわかりますか？

患者さん：This is the emergency department of the MTT Medical Center Tokyo.

ここはMTT東京病院の救急外来です。

看護師：What day of the week is it today?

今日は何曜日ですか？

患者さん：It is Thursday today.

今日は木曜日です。

看護師：Thank you. You are not looking too well at the moment, let me take you to the emergency room straight away.

ありがとうございます。今あまり具合が良くなさそうなので、すぐに緊急治療室にお連れしますね。

Memo

医療スタッフのカンタン実践！英会話
Web動画＆音声付

2024年3月12日　初版第1刷発行

監　　修	亀山周二 （かめやましゅうじ）
編　　著	佐々江龍一郎 （ささえりゅういちろう）
発 行 人	土屋　徹
編 集 人	小袋朋子
発 行 所	株式会社Gakken
	〒141-8416 東京都品川区西五反田2-11-8
印刷・製本所	TOPPAN株式会社

●この本に関する各種お問い合わせ先
本の内容については，下記サイトのお問い合わせフォームよりお願いします．
https://www.corp-gakken.co.jp/contact/
在庫については　Tel 03-6431-1234（営業）
不良品（落丁，乱丁）については　Tel 0570-000577
　学研業務センター　〒354-0045 埼玉県入間郡三芳町上富279-1
上記以外のお問い合わせは　Tel 0570-056-710（学研グループ総合案内）

　　動画の配信期間は，最終刷の年月日から起算して3年間をめどとします．
　　なお，動画に関するサポートは行っておりません．ご了承ください．

学研グループの書籍・雑誌についての新刊情報・詳細情報は，下記をご覧ください．
　学研出版サイト　https://hon.gakken.jp/